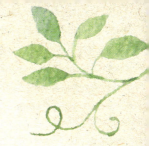

Annemarie Herzog

# Die Räucherapotheke für den Körper

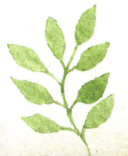

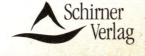
Schirner Verlag

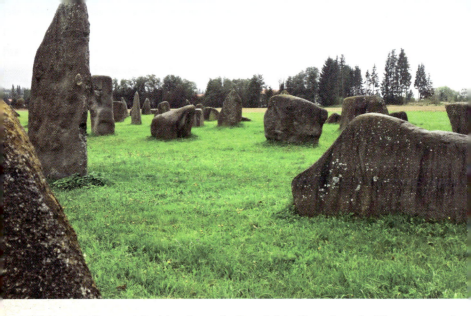

Die hier zur Verfügung gestellten Informationen sollen Ihnen als Unterstützung dienen, damit Sie – zusammen mit Ihrem Arzt oder Heilpraktiker – eigenverantwortliche Entscheidungen in Gesundheitsfragen treffen können. Bei gesundheitlichen Störungen sollten Sie die vorgestellten Methoden erst nach Absprache mit Ihrem Arzt oder Heilpraktiker anwenden, sie bieten keinen Ersatz für eine von diesem verordnete Behandlung. Weder Autor noch Verlag übernehmen für eventuelle Schäden, die aus den im Buch erteilten Hinweisen entstehen, eine Haftung.

## ISBN 978-3-8434-1164-6

Annemarie Herzog:
Die Räucherapotheke
für den Körper
Copyright © 2014
Schirner Verlag, Darmstadt

Umschlag: Murat Karaçay, Schirner, unter Verwendung von #144427228 (Simone Andress), #57751147 (Gudrun Muenz), #114682912 (oldmonk), www.shutterstock.com, sowie eines Fotos von Elke Schwarzinger
Satz: Tamara Walter, Schirner
Redaktion: Bastian Rittinghaus, Schirner
Printed by: Ren Medien GmbH, Germany

www.schirner.com

2. Auflage März 2015

Alle Rechte der Verbreitung, auch durch Funk, Fernsehen und sonstige Kommunikationsmittel, fotomechanische oder vertonte Wiedergabe sowie des auszugsweisen Nachdrucks vorbehalten

# INHALT

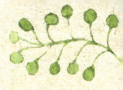

Vorwort .................................................................................. 5
Mein überliefertes Wissen ..................................................... 7
Was ist Räuchern – wie und warum wirkt es? ..................... 21
Welche Räucherarten gibt es? ............................................. 25
Wie funktioniert das Räuchern bei
körperlichen Beschwerden? ................................................ 33
Räucherzubehör – Was gehört dazu? .................................. 45
Welches Räucherwerk für welche Krankheit? ..................... 50
Verzeichnis der Krankheitsbilder ......................................... 61
Kräuterlexikon ................................................................... 100
Nachwort ........................................................................... 131
Kontakt .............................................................................. 134

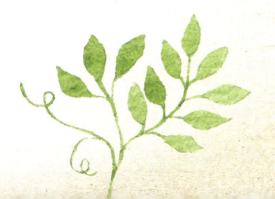

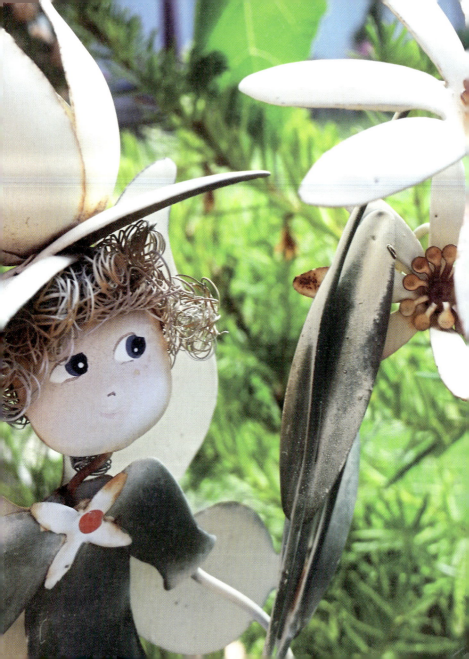

# Vorwort

Wie bereits mit meinem Buch »Die Räucherin«, ist es mir auch mit der »Räucherapotheke« ein besonderes Anliegen, das mir übertragene Wissen an viele Menschen weiterzugeben. Es ist gerade heute, in der zunehmend hektischen Zeit, die jeder auf andere Weise erlebt, wichtig, die wundervollen Hilfsmittel der Natur zu entdecken und richtig einzusetzen. Sie erfahren, wie sich die Menschen in früherer Zeit mit Mitteln aus der Natur geholfen haben – und wie unkompliziert diese Anwendungen sind. Es gibt meines Wissens bislang kein anderes Buch, das sich in dieser Form mit der Anwendung des Räucherns bei körperlichen Beschwerden befasst. Ich habe das Glück, dieses alte Wissen schon als Kind von meinen Vorfahren übermittelt bekommen zu haben.

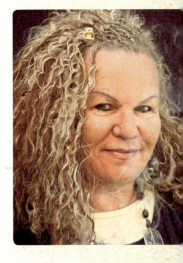

Das Räuchern war nie kompliziert. Jeder Mensch kann diese Methode sehr leicht erlernen. Damit die Möglichkeiten der Räucherapotheke übersichtlich dargestellt werden können, habe ich sie in eine Trilogie aufgeteilt. Der erste Band, den Sie gerade in der Hand halten, befasst sich mit körperlichen Beschwerden und gibt übersichtlich Auskunft darüber, welche heimischen Pflanzen zur Behandlung verräuchert werden können.

Der zweite Teil wird sich mit Themen beschäftigen, die auf der Seelenebene aufzuarbeiten sind. Auch hierbei sind entsprechende Räucherkräuter sehr wirkungsvoll.

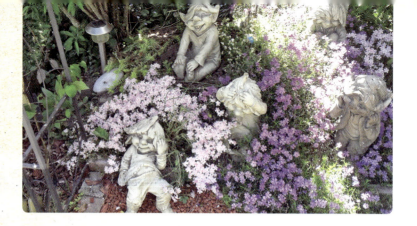

Der dritte Teil ist der geistigen Ebene gewidmet und wird Ihnen zeigen, wie die Kommunikation mit Waldgeistern wie Gnomen, Kobolden, Zwergen, Elfen oder Feen durch die entsprechenden Räucherzutaten möglich wird. Auch Rezepte für einen Kontakt zu Einhörnern, Schutzengeln oder Erzengeln sowie vielen anderen geistigen Wesen werden darin enthalten sein. Ich möchte hier sehr viele unserer unsichtbaren Helfer beschreiben, damit jeder Leser seinen Zugang zur geistigen Welt findet.

Ich wünsche Ihnen viele schöne Erfahrungen und Eindrücke mit der bodenständigen, alten Räuchermethode.

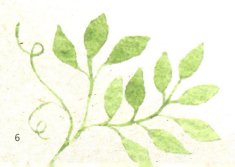

# Mein überliefertes Wissen

Als Kind wuchs ich teils in Kärnten, teils in Vorarlberg auf. So durfte ich in sehr jungen Jahren schon erfahren, dass in einer Gegend, wo sich drei Länder begegnen, auch die Begrenzungen im Kopf wegfallen. Ich bedanke mich dafür sehr herzlich bei meinem Vater, der zur Arbeit über die Grenze in die Schweiz fuhr und mir vorgelebt hat, dass ein Grenzbalken keine Barriere darstellen muss.

Was mich von Kind an begleitete, war eine sehr ausgeprägte Feinfühligkeit. Ich habe oft unter akuter Kälte gelitten, wenn ich einen Raum betrat. Meine Mutter hat vorsorglich immer eine Strickjacke mitgenommen, wenn wir irgendwo hineingingen, weil sie meine Eigenart kannte. Aber natürlich konnte auch sie sie nicht verstehen. Sie bat unseren Hausarzt, mich auf dieses Phänomen hin zu untersuchen, jedoch konnte er nur feststellen, dass mir organisch nichts fehlte.

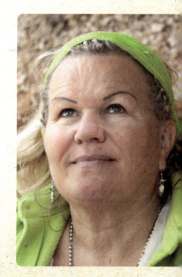

Natürlich war das nicht zu ergründen, denn es handelte sich schon damals um meine Fähigkeit, Energien besser als viele andere Menschen zu erspüren.

Was ich auch schon von frühester Jugend an spielerisch erwarb, war der Bezug zu Pflanzen. Meine Großmutter hat mich als Kind immer wieder beauftragt, ihr etwas

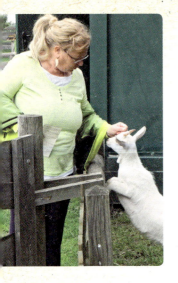

aus dem Garten oder von einem bestimmten Ort zu holen. Das hörte sich dann so an: »Geh hinaus, vor dem Haus ist ein Strauch mit violetten Blüten. Hol mir eine Handvoll davon.« Ich wollte keinen Streit mit meiner Oma und gehorchte. So ging es lange Zeit, bis ich eines Tages anfing, mich zu fragen, was ich da wohl alles in die Stube brachte. Ich begann zu fragen, wie die Gaben der Natur hießen, und lernte so, wo was wuchs und wofür es verwendet wurde.

Meine Großmutter wurde auch sehr oft zu Menschen gerufen, die Beschwerden hatten, und hat dann, je nach Krankheit, verschiedenste Blätter, Blüten, Harze, Wurzeln, Hölzer und Knospen gemischt. Einem Bürgermeister des Ortes, in dem sie wohnte, hat sie so das Leben gerettet. Sie ging einige Male am Tag zu ihm und verabreichte ihm die richtigen Zutaten über das Räuchertuch oder den Räucherschemel, woraufhin er wieder vollkommen gesund wurde.

Neben dem Wissen rund um die heimischen Kräuter habe ich bei meiner Oma auch viele Erfahrungen mit Tieren sammeln dürfen. In bester Erinnerung sind mir noch meine geliebten kleinen Zicklein, die auf Großmutters kleinem Bauernhof großgezogen wurden. Der Geißbock hingegen war nicht gerade mein Freund, denn er war mir mit seinen Hörnern viel zu aggressiv.

Für mich war das Schnapsbrennen immer ein besonderer Höhepunkt des Jahres. Die Großmutter saß am Brennofen, und ich betrachtete aufmerksam die Vorgänge. Es war am Anfang immer ziemlich langweilig, weil sich lange nichts tat. Ich schlief auch immer wieder ein, denn das Ganze begann am späten Abend und endete irgendwann in den frühen Morgenstunden – für ein kleines Mädchen von sechs Jahren schon eine Herausforderung. Doch konnte mich niemand davon abbringen, dabei zu sein. Die Großmutter musste mir versprechen, mich zu wecken, sobald der erste Tropfen des kostbaren Gebräus aus dem Ofen kam. Und wenn es dann so weit war, bekam ich ein ziemlich großes Schlückchen davon. Sie können sich vorstellen, dass es einem Kind den Atem nimmt, wenn es den Erstgebrannten schluckt. Na ja, anscheinend war ich damals schon hart im Nehmen. Daher rührt wohl, dass ich auch heute noch sehr gern einen Obstler oder Grappa trinke.

Diese Erlebnisse meiner Kindheit möchte ich niemals missen. Oft denke ich daran, wie viel altes Wissen schon verloren gegangen ist, weil es heute die Kinder leider nicht mehr übertragen bekommen. Doch der heutige Wohlstand und die vielen

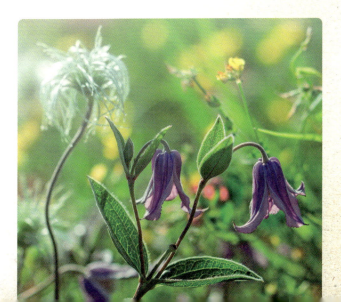

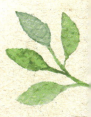

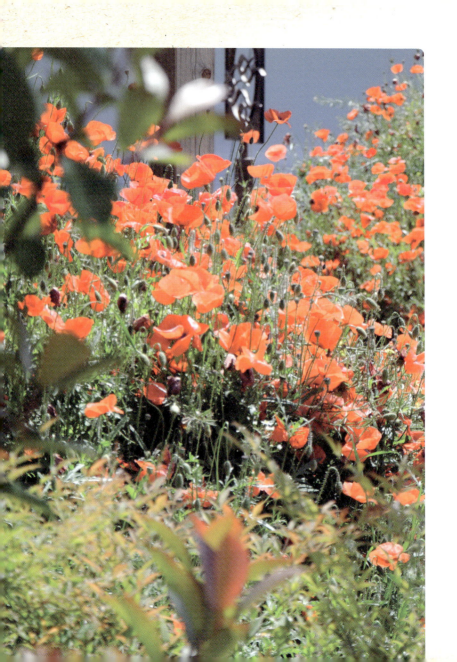

neuen Möglichkeiten, die ein kleines Kind vorfindet, nähren nicht die Seele. Computerspiele und Hightech-Spielzeug sind kein Ersatz für den Lehrmeister Natur und für all das, was Kinder von den Tieren lernen können.

Ich begann, selbst Erfahrungen im Leben zu sammeln, wie es jeder Mensch auf seine Art tut. Nach einer sehr frühen Heirat bekam ich zwei Söhne, Michael und Andreas.

Jedoch hatte ich schon sehr bald ein unglaubliches Verlangen zu räuchern. In der Weihnachtszeit übernahm ich es, mit dem Räuchertopf durch das Haus und rund um das Haus zu gehen. Damals war das nicht selbstverständlich. Es war eigentlich dem Mann des Hauses vorbehalten, dies zu tun. Ich habe mich jedoch bei meinem Vater durchgesetzt und nahm diese Rolle ein.

Eines Tages deckte ich mich dann mit allen notwendigen Utensilien ein und fing an zu experimentieren. Ich war fasziniert von der Kraft des Rauches, der sich durch das Auflegen von Harzen und Kräutern auf die Kohle entwickelte. Ich wusste aus eigener Erfahrung und auch von Erzählungen meines Vaters, dass seine Mutter, also meine Oma, auf dieselbe Weise geräuchert und auch die gleichen Zutaten verwendet hatte. Ich erinnerte mich auch, dass sie mir immer Tipps gegeben hatte, wenn sie zu Besuch kam und meine Kinder eine Erkältung hatten. Sie riet mir, zu räuchern, damit die Bakterien und Viren im Körper schneller verschwanden. Ich wusste ja noch aus Kindertagen, dass meine Oma auch an Menschen geräuchert hatte und damit erfolgreich gewesen war. Auch ein Schutzsymbol hatte sie verwendet, das mein Vater mir aufzeichnete. Zu meiner Überraschung verwendete ich damals instinktiv dasselbe. Ich war so fasziniert von diesen Übereinstimmungen, dass ich immer intensiver forschte. Es sind mir in dieser Zeit Räucherbücher »zugefallen«

und Menschen haben mir vom Räuchern erzählt, ohne dass jemand von meinen Nachforschungen wusste.

Kurze Zeit später reiste ich nach Bali und war ganz erstaunt, als mich im Hotel ein Heiler ansprach und mir sagte, er habe eine Botschaft für mich. Ich dachte mir, dass das normal sei, denn Heiler gibt es in diesem Land sehr viele, und sie ersetzen dort auch die Ärzte. Ich ging mit dem Heiler zu einer Sitzgruppe in der Lobby, und er bat mich, Platz zu nehmen und die Augen zu schließen. Nach kurzer Zeit sagte er mir, dass ich auf meiner linken Körperhälfte mehr wiege als auf der rechten. Ich überlegte, ob diese Botschaft wohl so wichtig für mich war. Doch er hatte recht, ich habe links zwei Nieren und rechts eine.

Seine nächste Botschaft allerdings veränderte mein Leben. Er sagte: »Deine Großmutter lässt dich grüßen und will dir sagen, dass sie das ganze Wissen, das sie dir in einem früheren Leben genommen hat, wieder auf dich überträgt und so lange freiwillig bei dir bleibt, bis alles wieder in deinen Händen ist. Es handelt sich dabei um das alte Wissen des Räucherns.«

Ich weiß nicht mehr, wie lange ich damals diesen Heiler wortlos anstarrte, aber ich wusste intuitiv, dass diese Botschaft echt war. Er kannte nicht einmal meinen Namen, und er wusste schon gar nicht, woher ich kam oder was ich tat.

Der erste Mensch, den ich, zurück auf heimischem Boden, wiedersah, war eine Bekannte, die mir erzählte, dass sie gerade eine Rückführung gemacht habe. Sie wollte herausfinden, ob ihr jetziges Leben mit einem früheren Leben zu tun hatte bzw. ob etwas unerledigt geblieben war, was jetzt, in diesem Leben, an-

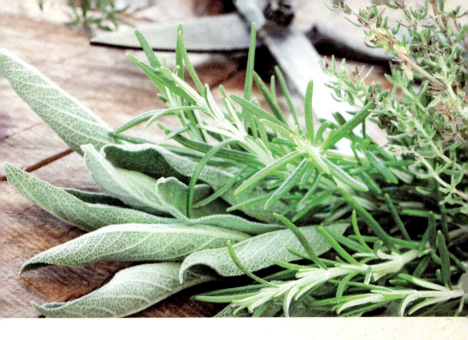

stand. Das war für mich der letzte Beweis, dass jemand Regie führte, um mich auf den Weg zu führen, auf den ich gehöre. Ich machte dann auch gleich selbst einen Termin bei einer sehr anerkannten Spezialistin in Sachen Rückführung, und ich konnte in der Sitzung wirklich sehen, wie das damalige Leben vor meinem inneren Auge abgespult wurde.

Ich sah mich in einem sehr schmächtigen Körper mit dunklem, halblangem, glattem Haar. Um meine Stirn trug ich ein Band. Es war die Zeit der Kelten, und ich war eine keltische Priesterin, die eine Sippe anführte. Ich wohnte in einer Höhle, was damals wohl üblich war. Die Priesterinnen hatten eine sehr hohe Stellung, denn sie waren für alle rituellen Handlungen zuständig. Das Räuchern gehörte natürlich auch dazu. Eines Tages kam ein Mann auf mich zu und sagte, dass er jetzt meine Arbeit übernehmen werde und ich mich in meine Höhle zurückziehen solle. Ich war damals 33 Jahre alt. Er behauptete, er könne es besser als ich. Also hat er mir meine Arbeit weggenommen. Dieser Mann war jene Seele, die in meinem jetzigen Leben die Rolle meiner Großmutter übernommen hatte.

Ich wurde damals von meiner Sippe nicht mehr beachtet, denn ich konnte mich nicht gegen den Mann stellen und gegen ihn verteidigen, sondern musste mit der Situation leben. Das wollte ich aber nicht und brachte mich mit Schlangengift um. Doch wer sich das Leben nimmt, erlebt alles noch einmal. Daher spielte sich mein Leben mit meiner Großmutter so ein, dass sie mich nicht wirklich gut leiden konnte. Sie hat mir dieselben Worte gesagt, wie ich sie bei der Rückführung gehört habe: »Du bist ja für nichts zu gebrauchen.«

Meine Oma schenkte mir auch nie etwas, während sie anderen Enkelkindern in meinem Beisein Geschenke machte. Wir haben also da weitergemacht, wo wir in der Keltenzeit aufgehört hatten. Als sie gestorben war, hat sie mir dann über die Botschaft auf Bali den Hinweis geben können, wo ich nachforschen sollte.

Von da an war ich sehr erleichtert darüber, dass ich den roten Faden in meinem Leben gefunden hatte. Ich habe die Herausforderung angenommen und dort weitergemacht, wo ich in der Keltenzeit hatte aufhören müssen, weil die Seele meiner Großmutter mir in die Quere gekommen war. Heute ist sie mir eine große Hilfe, weil ich viele Impulse von ihr bekomme.

Es ist auch ihre Hartnäckigkeit gewesen, die mich dazu brachte, mit dem Herstellen von Räucherwerk zu beginnen. Zudem bekam ich über einen englischen Auramaler die Botschaft, dass mir meine Großmutter etwas schenken möchte. Er zog eine Schublade auf und holte einen Sticker in Form eines Herzens heraus. Er sagte, dass ich solch ein Herz auf die Räuchermischungen aufkleben solle, was ich seit damals immer tue. Auch er wusste zuvor nichts von meiner Geschichte und dem Räuchern.

An dieser Stelle möchte ich meiner Mutter einen großen Dank aussprechen für ihre liebevolle Hilfestellung beim Schneiden und Trocknen von Räucherkräutern. Sie wollte immer noch mehr tun, weil sie gesehen hat, wie viele Arbeitsgänge es erfordert, die wertvollen Kräutermischungen herzustellen.

Meine Fähigkeit, Energien verschiedenster Art zu spüren, hat sich immens verstärkt, und ich bin diesbezüglich immer sensibler geworden. Heute kann ich in Energien lesen wie in einem Buch und genau sagen, was in Räumen, in denen ich mich befinde, passiert ist. Daher werden Sie mich auch nie bei Menschenansammlun-

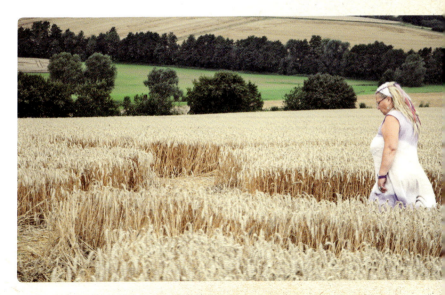

gen, z.B. auf einem Flohmarkt antreffen. Auch nicht in Einkaufszentren, wo ja nicht die Freude darüber zu spüren ist, dass man dort einkaufen kann. Die Menschen verströmen dort für mich Aggression, Stress, Unlust, Frust und Unzufriedenheit darüber, dass man viel sieht, sich aber nicht alles kaufen kann, weil das Geld fehlt. Natürlich spüre ich auch Energien am Menschen, und ich entferne mich sehr rasch von Negativität ausstrahlenden Menschen, einfach, weil ich es dort schwer aushalte.

Viele Menschen haben mich darauf angesprochen und mich fast bemitleidet, dass ich so eingeschränkt leben muss. Ich sehe das gar nicht so, im Gegenteil. Es ist sogar positiv für mich, sofort zu spüren, welcher Ort oder Mensch mir nicht guttut.

Ich bin sehr dankbar dafür, dass ich diese Arbeit tun darf und dass ich das Räuchern nicht in einem Seminar lernen musste, sondern alle notwendigen Fähigkeiten dazu in mir trage. Es ist mir wichtig, dieses alte Wissen für die Nachwelt zu erhalten.

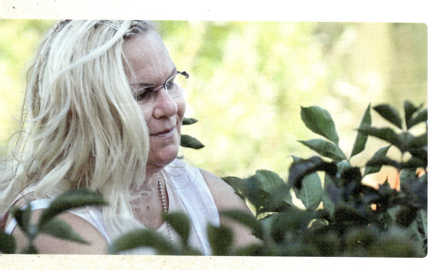

In den mehr als zehn Jahren, in denen ich sehr viele Häuser, Wohnungen, öffentliche Gebäude und Firmen durch Räuchern gereinigt habe, ist mir aufgefallen, dass am Anfang meiner Tätigkeit die Menschen meine Arbeit als Esoterik abtaten. Heute jedoch verstehen sie immer besser, dass hinter diesem alten Wissen viel mehr steckt. Hier geht es um die Überlieferung von einer Generation zur anderen und nicht um angelerntes Wissen. Das Wort Esoterik wird sehr gern als Container verwendet, in den man alles hineinschüttet, womit man nichts anzufangen weiß oder was man nicht versteht. Dabei heißt dieses Wort nichts anderes als »die Lehre von innen«.

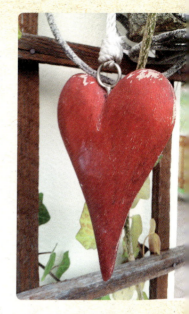

Ich habe immer wieder festgestellt, dass Menschen mit der Unterscheidung zwischen altem Wissen und Esoterik Schwierigkeiten haben. In Unwissenheit der Differenzierung wird alles als mystisch eingeordnet. Verständlicherweise sind kopflastige Menschen nicht so gut in der Lage, etwas als gegeben anzunehmen, was man nicht »greifen« kann, was man nicht sieht – so wie eben Energien. Immer wieder merkte ich, dass ich bei der Beantwortung von kritischen Fragen auf taube Ohren stieß, weil diese Menschen eben die »Antenne« dafür nicht offen haben. Am besten verstanden wurde ich dann, wenn ich sagte, dass alle unsere Vorfahren bereits diese alte Methode des Räucherns angewendet haben und es sich deshalb um eine Praxis handelt, die über viele Generationen überliefert worden ist.

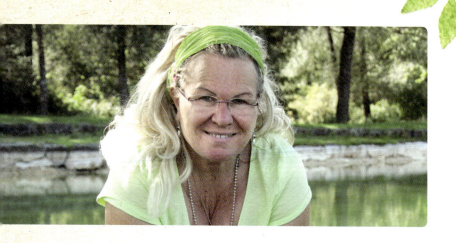

Ich hoffe sehr, dass der Tag kommen wird, an dem auch an öffentlichen Stellen altes Wissen entsprechend gewürdigt wird. Zu wünschen wäre es allen Menschen, denn jeder hat das Recht, das von unseren Vorfahren Überlieferte auch heute noch für sich zu nutzen.

Es gibt nicht mehr viele Menschen, die mit diesem alten Wissen in die Öffentlichkeit gehen oder in der Lage sind, darüber Bücher zu schreiben. Die Generation der Überträger, zu der auch ich gehöre, ist heute schon mindestens sechzig Jahre alt. Ich bin sehr froh, dass ich dieses Wissen in Form meiner Bücher weitergeben darf.

Ich habe viele Menschen in vielen Ländern mit meinen Vorträgen, Seminaren und Workshops erreicht und ihnen gezeigt, wie einfach es ist, ein Leben ohne Belastungen zu führen, indem man diese alte Methode anwendet. Sie ist so alt wie die Menschheit und wartet darauf, eingesetzt zu werden. Dieses Wissen hat nie aufgehört zu existieren. Ich möchte nicht einen Tag missen, an dem ich mit dem Räuchern Menschen helfen konnte und große Dankbarkeit zurückbekommen habe. Es haben auch viele Medien über mich berichtet. Ob Fernsehen oder Radio, ich hatte immer die Möglichkeit, einfach zu erklären, was ich für Menschen tun kann. Redakteure haben immer sehr genau recherchiert und wahrheitsgetreu geschrieben, sodass nichts aus dem Zusammenhang gerissen wurde.

Das Schreiben fällt mir nicht schwer, denn ich habe das immer schon gern gemacht – was mir jetzt sehr zugute kommt. Diese Gabe könnte auch erblich bedingt sein. Einer meiner Vorfahren war ein berühmter Poet. Ich habe in einem ihm gewidmeten Museum entdeckt, dass auch er geräuchert hat, und zwar mit einem Schemel, den er mit Schamotteziegel ausgelegt hatte, worauf er das Räucherwerk auflegte. Darüber lag ein Lattenrost, und die Menschen haben die Füße daraufgestellt. Ich fand das unglaublich intelligent, denn an den Fußsohlen enden einige Meridiane und auch Nervenbahnen, und es sind an dieser Stelle sämtliche Organe des Menschen abgebildet. Auch die wundervoll einfachen Anwendungen von damals möchte ich in diesem Buch weitergeben, nämlich die Räucheranwendung mit Räuchertuch und Räucherschemel.

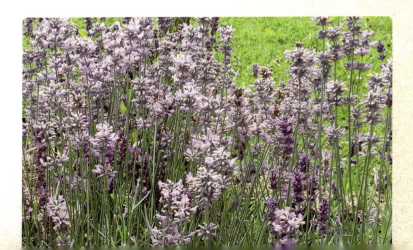

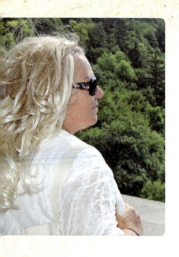

Dieses Buch möchte ich meinen verstorbenen Eltern und meinen drei Enkelkindern widmen.

Meinem Vater, der mich gelehrt hat, zu dem zu stehen, was man tut. Er war auch derjenige, der meine ersten Gehversuche mit dem Räuchern mitbekommen hat und mir die Zusammenhänge mit meiner Großmutter erklären konnte. Leider konnte er meinen Erfolg nicht mehr miterleben, aber auf einer anderen Ebene wird er davon wissen und sich mit mir freuen.

Meiner Mutter, die mitten aus ihrem aktiven Leben gerissen wurde. Sie hat mich gelehrt, immer fröhlich zu sein und auf Menschen zuzugehen. Bis kurz vor ihrem Übergang hat sie mit ihrer fröhlichen Art die Menschen beeindruckt.

Sie hat die Geburt ihres Urenkels Gabriel nicht mehr miterleben dürfen. Er könnte, wenn es nach der Reihenfolge der Übertragung des alten Wissens geht, in meine Fußstapfen treten. Denn dieses Wissen und diese Fähigkeiten werden nicht an die nächste Generation übertragen, sondern an die übernächste. Möglicherweise folgt mir aber auch eines meiner später geborenen Enkelkinder Louis und Marielou, zu denen ich allerdings leider keinen Kontakt habe. Wer auch immer es sein wird, ich freue mich darauf, mein Wissen zu gegebener Zeit in andere Hände zu geben und damit für die Nachwelt zu erhalten.

# Was ist Räuchern – wie und warum wirkt es?

Beim Räuchern geht es darum, das Wesen der Pflanze von ihrem Körper zu lösen. So können Blätter, Blüten, Hölzer, Rinden, Wurzeln, Knospen, Harze und Samen ihre Wirkung entfalten. Durch das Feuer findet eine Transformation statt, und auf dem Wege des Rauches kann die Pflanze mit uns in Kontakt treten und uns alles geben, was sie imstande ist, zu geben.

### Was bewirkt das Räuchern?
- Ganzheitliches körperliches und seelisches Wohlbefinden
- Linderung von Schmerzen und Beschwerden
- Körperzellen und Stoffwechsel werden in Balance gebracht
- Anregung von Selbstheilungskräften und dadurch Stärkung des Immunsystems
- Allgemeine Verbesserung des Zustandes
- Unterstützung von Heilanwendungen wie z. B. Massagen aller Art und von feinstofflichen Therapien

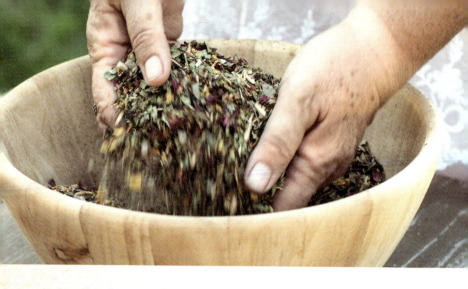

Das Räuchern ist so alt wie das Feuer. Es gab kein Naturvolk, das diese Anwendung nicht für sich nutzte. Jene, die es heute noch gibt, verwenden diese Naturkräfte immer noch genau so, wie es ihre Vorfahren taten. In ursprünglichen Regionen werden bis heute Wohnräume und Ställe durch Räuchern desinfiziert sowie Gegenstände und Kleider parfümiert. Natürlich kommt das Räuchern auch bei Krankheiten zum Einsatz. In unseren Regionen wurde bis ins Mittelalter täglich zur Körper- und Raumpflege geräuchert. Bis in die Sechzigerjahre konnte man bei uns noch Räucherwerk zu Heilzwecken in der Apotheke kaufen: Tannenharz gegen Husten und Bronchialerkrankungen wurde als Straßburger Terpentin angeboten, Lärchenharz wurde bei Katarrhen und Erkrankungen der Atmungsorgane als Venetianisches Terpentin verwendet, Kiefernharz war zur Lungenstärkung unter dem Namen Colophonium in der Apotheke erhältlich, Fichtenharz, auch Burgunderharz genannt, setzte man bei Ausschlägen und Rheuma ein, Wacholderharz oder auch Wacholderbeeren wurden bei Quetschungen und Geschwülsten verräuchert.

Ein berühmter Anwender des Räucherns auch bei körperlichen Beschwerden war Pfarrer Sebastian Kneipp. In ganz alten Filmen ist dokumentiert, wie er mit der Räucherpfanne in Häusern herumgeht, um eine Reinigung der Räume zu vollziehen. Er empfahl auch, Heidekraut und Wacholder bei körperlichen Beschwerden zu verräuchern. Das therapeutische Räuchern ist über Tausende von Jahren erhalten geblieben.

Die Aromatherapie und auch die Parfümerie ist aus dem Wissen des Räucherns entstanden. Das Wort Parfüm kommt vom lateinischen »per fumum«, und das heißt: durch den Rauch.
Viele Menschen haben eine Abneigung gegen Rauch oder den Duft von Weihrauch. Das kommt in vielen Fällen daher, dass Erinnerungen aus der Kindheit wachgerüttelt werden. Die Kirchgänge, die in vielen Fällen nicht freiwillig erfolgten, sind mit dem Geruch von Weihrauch in der Kirche verknüpft, der meist sehr intensiv war. Diese Wahrnehmung ist im Unterbewusstsein abgespeichert und kommt immer wieder zutage, sobald der Geruch von Weihrauch auftaucht. Daher spüren sie innerlich eine Abneigung.

Trotzdem ist es in der heutigen, so hektischen Zeit immens wichtig, sich wieder der Hilfe aus der Natur zu entsinnen. Das Jagen nach immer mehr Leistung und Konsum bringt den Menschen zunehmend weg von seinem wirklichen Sein. Jedoch kommt verstärkt das Verlangen nach innerem Frieden hoch, denn unsere Seelenebene erinnert uns daran, was wirklich wichtig ist. Und das ist keinesfalls das Materielle, sondern es sind die inneren Werte. Das Räuchern kann die Brücke zu der Erkenntnis sein, welche wichtigen Botschaften wir aus unserem Inneren hören, wenn wir uns dafür Zeit nehmen. Das Räuchern ist eine Auszeit für die Seele.

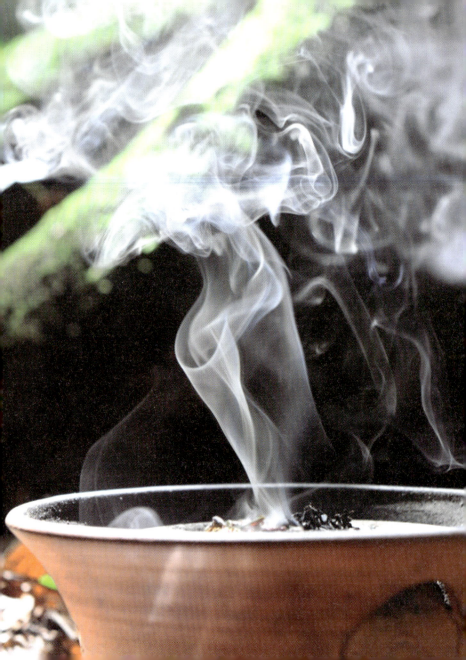

# Welche Räucherarten gibt es?

**Räuchern als Brauchtum – Räuchern in den Rauhnächten**
In den Rauhnächten (21. Dezember bis 6. Januar) wird in großen Teilen der Alpenländer nach wie vor als Brauch geräuchert, vorwiegend allerdings in den Nächten von Heiligabend, Silvester und vor dem Heiligedreikönigstag. Die ursprüngliche hierfür in unserer Region verwendete Mischung setzt sich aus Weihrauch, Myrrhe und Speik zusammen.

In den Rauhnächten wurden immer die Ställe der Bauernhöfe mitgeräuchert, damit auch die Tiere desinfiziert und gereinigt wurden. Die gebräuchliche Erklärung für diesen Brauch war, dass man an diesen drei Tagen die »bösen Geister austreibt«. Mir hat diese Erklärung nie wirklich gefallen, deshalb habe ich mich auf die Suche gemacht, den eigentlichen Sinn dahinter festzustellen. In einem sehr alten Buch habe ich dann die Antwort gefunden. Darin hieß es, dass man für diese drei Wörter auch Folgendes einsetzen kann:

     böse = schlecht
     Geist = Energie
austreiben = entfernen

Also steckt hinter dieser Botschaft ganz einfach:
*»schlechte Energien entfernen«.*

Der Räucherbrauch wurde dreimal hintereinander am Ende des Jahres sowie am Beginn des neuen Jahres durchgeführt, weil die

---

Ausführlicher gehe ich auf die verschiedenen Räucherarten in meinem Buch »Die Räucherin«, Schirner Verlag 2012, ein.

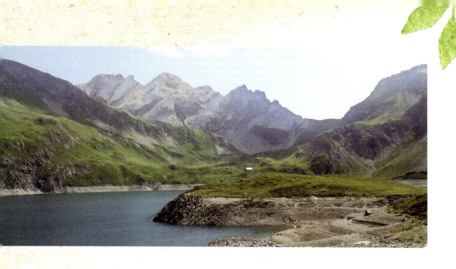

schlechte Energie nicht ins neue Jahr getragen werden sollte. Also hat auch das Brauchtumsräuchern mit Reinigung zu tun.

**Räuchern zu rituellen Zwecken**
Diese Art des Räucherns verunsichert die Menschen oft. Denn viele haben das Gefühl, dass man etwas falsch machen und die Wirkung dadurch ins Gegenteil umschlagen könnte. In vielen Gesprächen wurde mir immer wieder gesagt, dass man Respekt vor dem Ritualräuchern bzw. vor den Darstellungen habe, die aus vielen Räucherbüchern bekannt sind. Ritualräucherungen werden in unserer Kultur nicht so häufig praktiziert.

Trotzdem sind die Menschen auch hier bei uns immer wieder versucht, eine rituelle Räucherung »nachzuahmen«. Doch viele Rituale können von uns hier in Europa nicht nachvollzogen werden, weil wir nicht Götter anbeten wie Hinduisten, auch keine Ahnen wie die Indianer. Daher sind Räucherrituale immer denen vorbehalten, die wissen, was sie damit bezwecken. Es scheitert oft schon daran, dass die Räucherutensilien bzw. -zutaten hier schwer zu bekommen sind. Tonkabohnen oder Vetiver sind vielen Menschen nicht einmal ein Begriff, geschweige denn wissen sie, wie Drachenblutharz richtig zu verwenden ist. Allein davor haben die Menschen manchmal Berührungsängste, weil sie nicht ahnen können, was diese exotischen Räucherwerke bewirken. Wenn jemand Rituale durchführen will, möge er unbedingt die Wirkung der Räucherzutaten hinterfragen. Denn in der Natur ist nichts ohne Wirkung. Kennt man jedoch die Wirkung nicht, macht es auch keinen Sinn, zu räuchern. Im Internet oder in einschlägigen Medien gibt es die Möglichkeit, sich über die Wirkung der jeweiligen Zutaten zu informieren. Ich vergleiche diese Situation immer damit, dass auch niemand in den Wald geht, um Pilze zu sammeln, und wahllos alle mitnimmt, die er sieht – auch einen roten mit weißen Punkten. Da ist jeder vorsichtig und weiß um die möglichen Giftstoffe in den Pilzen.

Einige Beispiele für den Einsatz von Ritualräucherungen:
- Opfergabe für Götter und Göttinnen
- Kontakt zu Gottheiten oder Geistwesen herstellen
- Kontakt zu den Ahnen herstellen
- Zum Geleit der Toten in die jenseitige Welt
- Gebete intensivieren
- Mondanbetung
- Erdheilung

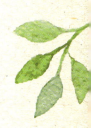

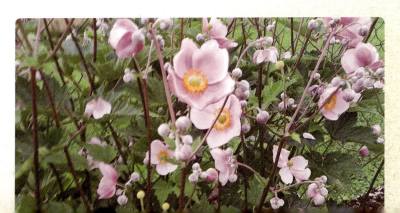

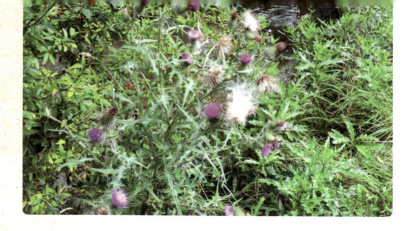

Alle Naturvölker dieser Erde verwenden das Räuchern für verschiedene Zwecke. Das rituelle Räuchern ist für sie genauso wichtig wie das tägliche Reinigen der Wohnstätten mit Rauch.

**Räuchern zur Reinigung**
In jeder Kultur war bekannt, dass man das Räuchern sehr gut zur Reinigung von Wohnräumen, Menschen und Gegenständen einsetzen kann. Es ist die älteste Reinigungsmethode der Welt.

Alle Völker haben gewusst, dass Energiemüll auf diese Weise natürlich entsorgt werden kann. Daher wurde täglich geräuchert.

Im westeuropäischen Kulturraum haben die Kelten diese Methode angewendet. Später ist sie leider teilweise in Vergessenheit geraten. Jedoch haben die weisen Frauen bei uns immer um diese unverzichtbare Reinigungsmethode gewusst und sie auch täglich angewendet.

Heute ist es wichtiger denn je, alle Belastungen, die wir um uns herum haben, zu entsorgen, denn sonst werden sie zur Qual. Ich weiß, wovon ich hier schreibe, denn ich treffe immer wieder auf Menschen, die meine Hilfe benötigen, um die Reinigung ihrer Wohnräume durchzuführen. Spätestens einen Tag danach wissen die Bewohner dieser Räume, was es für einen Unterschied macht, in einer energetisch belasteten oder in einer gereinigten Wohnung zu leben.

Mit meiner Arbeit knüpfe ich an das alte Wissen wieder an, das uns unsere Vorfahren hinterlassen haben und das nie aufhören wird zu existieren. Wir dürfen es für uns nutzen. Ich stehe diesem Wissen sehr respektvoll gegenüber und gehe auch sehr ehrfürchtig und demütig damit um.

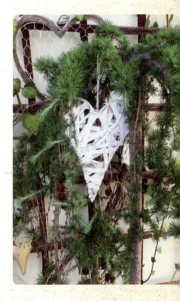

Mich hat schon lange interessiert, wie andere Kulturen heute mit dem Thema Räuchern zur Reinigung umgehen. Daher habe ich auch viele Regionen bereist, in denen es noch Naturvölker gibt, z. B. den Sinai, Bali und Nordamerika. Ich war doch überrascht, dass die Reinigung durch Räuchern überall, wo ich hinkam, nach wie vor ein unverzichtbarer Teil des täglichen Lebens ist.

Faszinierend ist für mich, dass sich diese Völker untereinander nicht austauschen können und doch alle für sich intuitiv wissen, wie wichtig es ist, das Räuchern in das tägliche Leben zu integrieren.

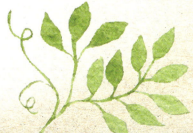

### Räuchern zur Linderung von körperlichen Beschwerden

Diese Räucheranwendung ist genauso alt wie die anderen Räucherarten.

Jedes Naturvolk hat es verstanden bzw. versteht es immer noch, die Kraft der Natur auch für die Anwendung am Körper zu nutzen. Ursprünglich wurden Menschen, die körperliche Beschwerden hatten, in einen großen runden Bottich gestellt. Darin wurde ein Räuchergefäß aufgestellt, und der Betroffene wurde mit entsprechenden Räucherrezepturen kuriert. Dazu musste er die Beine grätschen, sodass der Rauch den ganzen Körper erfassen konnte. Damit es die Erkrankten bequemer hatten, wurden später der Räucherschemel und das Räuchertuch für die körperliche Anwendung verwendet. Ich habe diese Räuchermethoden als Kind selbst miterlebt, weil auch meine Großmutter sie so praktiziert hat.

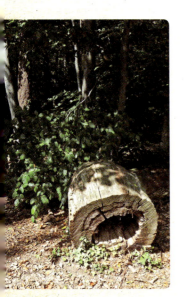

Diese Anwendungen sind sehr einfach, effektiv und schnell wirksam.

Von dieser Räucherart handelt dieses Buch, und die Handhabung wird von mir im Detail beschrieben.

### Räuchern zur Linderung von seelischen Beschwerden

Nicht weniger wichtig als die Anwendung am Körper war schon immer, der Seele Nahrung zuzuführen, wenn sie es brauchte. Man sagt auch zu Recht, dass Räuchern eine Auszeit für die Seele bedeutet. Sobald der Räuchervorgang beginnt, ist man sehr schnell in der Lage, die Hektik des Alltags abzustreifen und zur Ruhe zu kommen. Niemand kann unter Stress räuchern. Es wurde auch wissenschaftlich belegt, dass Räucherstoffe direkte Auswirkungen auf Emotionen, auf die Psyche des Menschen sowie auf das vegetative Nervensystem haben.

Ich denke, dass gerade in der heutigen Zeit, die den Menschen sehr viel abverlangt, dieses alte Hilfsmittel immens hilfreich ist. Außer den erforderlichen Utensilien wie Räuchergefäß und Kohle benötigt man für diese Anwendung keine besonderen Hilfsmittel.

In meinem nächsten Buch werde ich ganz speziell über das »Räuchern für die Seele« schreiben.

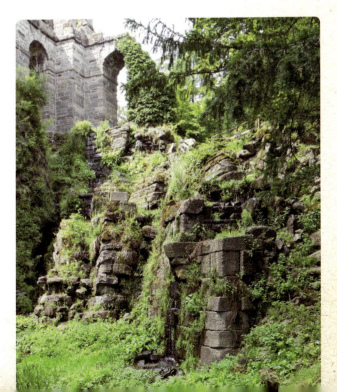

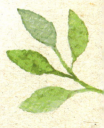

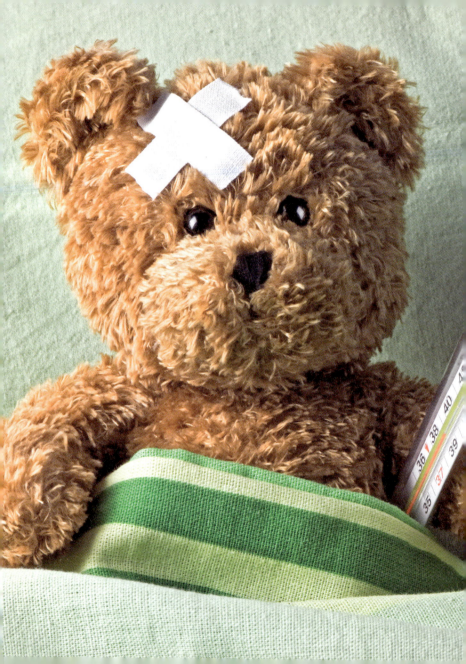

# Wie funktioniert das Räuchern bei körperlichen Beschwerden?

Sie haben bereits erfahren, wie viele verschiedene Räucherarten es gibt. Das Räuchern bei körperlichen Beschwerden ist eine der einfachsten Anwendungen. Es wird immer dann geräuchert, wenn ein Körperteil einen Mangel hat. Dabei gibt es kein bestimmtes Ritual zu beachten.

Die Anwendung kann individuell erfolgen, so, wie es eben gebraucht wird. Die verschiedenen Möglichkeiten werden im Anschluss ganz genau beschrieben. Ob Sie im Wohnraum, mit dem Schemel oder mit dem Räuchertuch räuchern können, erkennen Sie bei jedem Krankheitsbild an einem Symbol. Das sind aber nur meine Empfehlungen. Wenn bei der Darstellung einer Krankheit ein Symbol fehlt, heißt das nicht, dass diese Art der Anwendung schädlich wäre. Es handelt sich lediglich um die meiner Erfahrung nach effektivsten Möglichkeiten.

### Räuchern in Wohnräumen

Setzen Sie sich bequem in den Raum, in dem Sie räuchern wollen. Nehmen Sie sich Zeit. Stellen Sie das Räuchergefäß auf den Tisch, und entzünden Sie die Räucherkohle.

Wenn die Kohle durchgeglüht ist, geben Sie so viel Räucherwerk, wie zwischen zwei Finger passt, auf die Kohle. Der Rauch, der sich bildet, stammt nicht von der Kohle, sondern von dem,

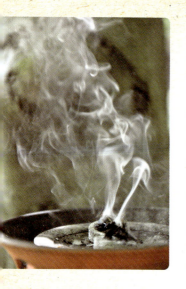

was Sie aufgelegt haben. Alle Pflanzenteile entfalten sich durch den Rauch. Daher ist er auch völlig unbedenklich, und sie müssen Ihre Haustiere nicht wegsperren. Tiere lieben den natürlichen Duft und profitieren auch davon, ebenso wie andere Familienmitglieder. Solange es sich um heimische Pflanzen handelt, kann kein negativer Effekt eintreten, denn deren Wirkung ist bekannt. Bei exotischen Zutaten sollten Sie jedoch vorsichtiger sein.

Lassen Sie den Rauch auf sich wirken. Wenn es nicht mehr raucht, legen Sie nicht gleich Räucherwerk nach, sondern warten Sie ein wenig. Der Rauch dringt sehr schnell in jede Zelle des Körpers ein, daher sind für die gewünschte Wirkung keine enormen Rauchschwaden notwendig. Wenn Sie den Impuls bekommen, wieder etwas aufzulegen, dann tun Sie es. Hier geht es um das Spüren und um das Bauchgefühl. Besonders wichtig ist das Vertrauen in Ihre eigene Wahrnehmung.

Da die Kohle mindestens zwei Stunden glüht, können Sie sich zwischen den Räuchergängen wirklich Zeit lassen. Auf diese Weise haben Sie keine oder nur eine minimale Rauchentwicklung im Raum.

Wenn Sie das Gefühl haben, dass es mit dem Nachlegen für diesen Tag reicht, dann ist es auch richtig, aufzuhören. Die Räucherung für ein bestimmtes Krankheitsbild können Sie nach Belieben wiederholen. Die Häufigkeit hängt auch davon ab, wie akut die Krankheit ist.

Sollte sich doch einmal viel Rauch im Raum angesammelt haben, lüften Sie so lange, bis kein Rauch mehr im Zimmer zu sehen ist. Zu diesem Zeitpunkt hat Ihr Körper schon alle Wirkstoffe aufgenommen, es ist nicht notwendig, dass der Rauch im Raum bleibt.

Wenn Sie lieber im Freien, z. B. auf der Terrasse oder dem Balkon, räuchern, achten Sie darauf, dass es windstill ist, denn ansonsten verweht der Wind den Rauch, und dieser erreicht nicht den Körper.

### Räuchern mit dem Räuchertuch aus Leinen oder Baumwolle

Bei meiner Großmutter habe ich diese einfache Räuchermethode kennengelernt. Legen Sie das Räucherwerk auf die Kohle. Sobald Rauch aufsteigt, halten Sie das Räuchertuch über das Gefäß, bis Sie das Gefühl haben, dass das Tuch genügend Rauch aufgenommen hat. Die Baumwoll- oder Leinenfaser nimmt die Informationen des Rauches auf und speichert sie.

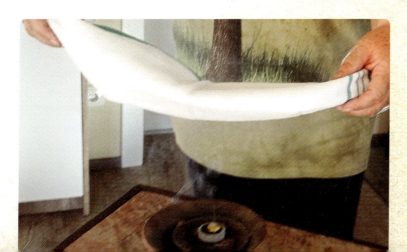

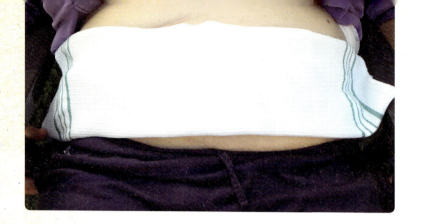

Dann legen Sie das Tuch an die Stelle des Körpers, wo entweder ein Schmerz zu spüren oder ein Unwohlsein aufgetreten ist. Legen Sie das Tuch immer direkt auf die Haut. Durch die Körperwärme gibt die Faser den Rauch frei, und er kann genau an der Stelle in den Körper eindringen, an der die Räucherstoffe wirken sollen.

Diese Methode eignet sich besonders, wenn jemand Krämpfe oder Blähungen hat.

Lassen Sie das Tuch so lange an dieser Stelle liegen, bis bei Ihnen das Gefühl aufkommt, der Vorgang sollte wiederholt werden. Das kann so lange gemacht werden, bis die betroffene Person spürt, dass es genügt.

Wiederholen Sie diesen Vorgang ruhig einige Male am Tag oder nach Bedarf. Überdosieren können Sie bei dieser Methode nicht, denn der Körper nimmt nur so viel auf, wie er benötigt.

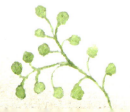

**Räuchern mit dem Räucherschemel**

Auch diese Methode kennt heute fast niemand mehr, weil es die Generation, der sie vertraut war, nicht mehr gibt und weil das Wissen darüber zwar heute noch angewendet wird, aber nicht von Menschen, die Bücher darüber schreiben oder Vorträge halten.

Entzünden Sie die Räucherkohle. Wählen Sie einen bequemen Platz in Ihrem Haus oder Ihrer Wohnung. Stellen Sie das Räuchergefäß auf den Boden unter den Schemel. Es darf nicht so hoch sein, dass es an das Holz reicht, denn dann würde es zu heiß werden. Ein flaches Gefäß ist ideal. Maximal sollte es die

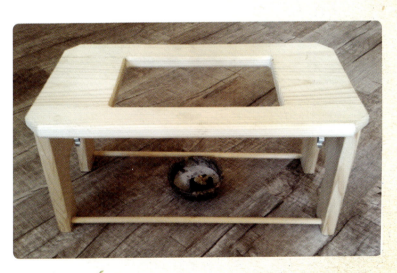

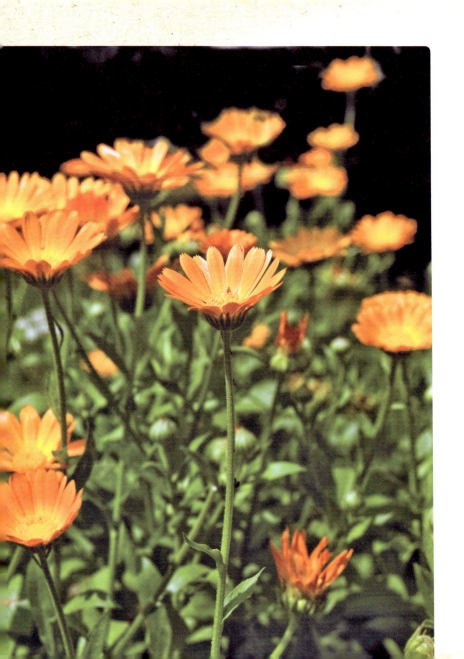

halbe Höhe zwischen Boden und Schemelbrett haben, aber messen Sie das bitte nicht mit einem Maßband ab. Seien Sie immer intuitiv!

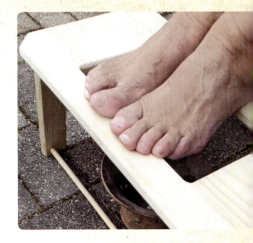

Wenn die Kohle durchgeglüht ist, geben Sie so viel Räucherwerk, wie zwischen zwei Finger passt, auf die Kohle.

Stellen Sie Ihre Füße auf den Schemel.

Wenn das Räucherwerk wenig oder gar nicht mehr raucht, legen Sie nach, und zwar so lange, bis in Ihnen das Gefühl aufkommt, dass es genügt.

Sie können den Räuchervorgang nach Belieben wiederholen, entweder am selben Tag oder am nächsten. Führen Sie es einfach durch, wenn der Impuls dazu kommt. Auch hier können Sie nicht überdosieren.

Natürlich können Sie auch diese Räuchermethode im Freien anwenden.

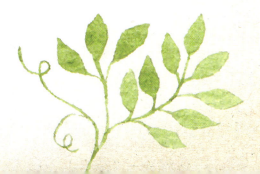

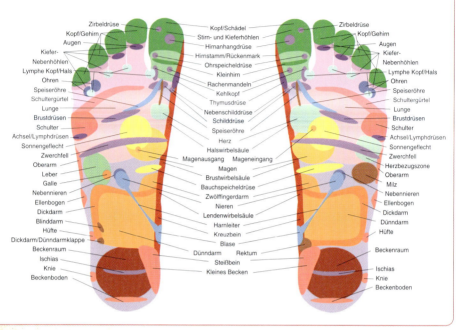

*Fußreflexzonen*

### Warum räuchern über die Füße?

An den Fußsohlen gibt es Reflexzonen, Meridianpunkte usw. Durch das Räuchern mit dem Schemel kann das Räucherwerk also noch gezielter im Körper wirken. Das ist eine tolle Möglichkeit, sehr schnell den Rauch dort wirken zu lassen, wo er gebraucht wird.

Die Organe sind sozusagen auf der Fußsohle abgebildet. Der rechte Fuß entspricht dabei der rechten Körperhälfte, der linke Fuß der linken Körperhälfte. Paarige Organe wie Nieren und Eierstöcke haben also auf beiden Füßen eine Reflexzone.

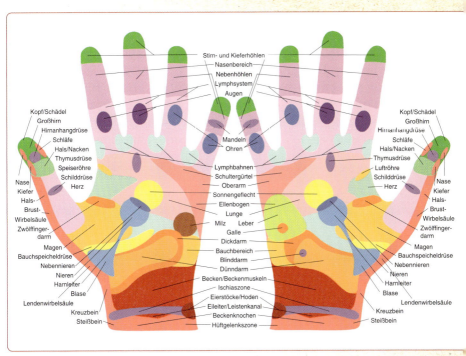

*Handreflexzonen*

## Warum räuchern über die Hände?

Anschließend können Sie noch die Hände beräuchern. Lange Zeit standen bei den Reflexzonen die Füße im Vordergrund. Es hat sich aber gezeigt, dass die Reflexzonen an den Händen ebenso wirksam stimuliert werden können. So kann der Mensch über Hände und Füße den ganzen Körper beeinflussen. Achten Sie beim Räuchern darauf, dass die Hände gedreht werden. Einmal lassen Sie den Rauch an den Innenflächen der Hände wirken und danach an den Außenflächen. Das ist wichtig, weil die Reflexpunkte der Organe und Drüsen auf beiden Seiten liegen.

## Auch Meridiane können über Hände und Füße erreicht werden

Meridiane sind Energiebahnen in unserem Körper, die die Vitalenergie der Energiezentren (Chakren) verteilen. Gleichzeitig dienen sie aber auch der Informationsübertragung in unserem Energiesystem. Die Meridiane können am ehesten mit dem Begriff »Leitbahn« beschrieben werden. Diese unsichtbaren Leitbahnen durchziehen neben den sichtbaren Leitbahnen wie Venen, Arterien, Lymphbahnen und Nervenbahnen den ganzen Körper. Es gibt 12 Hauptmeridiane, die spiegelbildlich im Körper verlaufen, und eine Vielzahl weiterer Meridiane, die derzeit noch immer nicht vollständig erforscht sind.

Auf allen Meridianen liegen Punkte, die man z. B. durch Akupunktur stimulieren kann, um bei Erkrankungen die Organe zu behandeln. Das ist einfach, denn die 12 Hauptmeridiane verlaufen direkt unter der Hautoberfläche.

Die Austrittspunkte der Meridiane liegen sowohl auf den Fußsohlen als auch an den Händen.

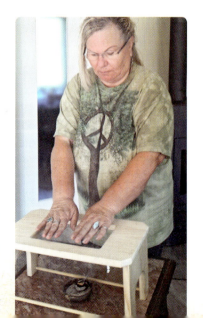

Jeder dieser 12 Meridiane wird innerhalb von 24 Stunden in einer bestimmten Reihenfolge für jeweils zwei Stunden intensiver als sonst von Lebensenergie durchströmt. Es ist deshalb bei einer Behandlung auch sehr effektiv, diese Zeiten zu beachten, weil die Wirkung dadurch verstärkt wird.

## Organuhr

| Organ | Aktivste Zeitspanne |
|---:|---|
| Leber | 01.00–03.00 Uhr |
| Lunge | 03.00–05.00 Uhr |
| Dickdarm | 05.00–07.00 Uhr |
| Magen | 07.00–09.00 Uhr |
| Milz/Pankreas | 09.00–11.00 Uhr |
| Herz | 11.00–13.00 Uhr |
| Dünndarm | 13.00–15.00 Uhr |
| Blase | 15.00–17.00 Uhr |
| Niere | 17.00–19.00 Uhr |
| Kreislauf/Sexus | 19.00–21.00 Uhr |
| 3-fach-Erwärmer | 21.00–23.00 Uhr |
| Gallenblase | 23.00–01.00 Uhr |

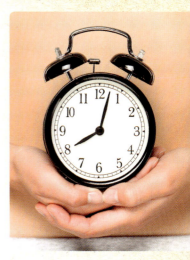

**Der Schemel wird von einer Tageswerkstätte für Menschen mit speziellen Bedürfnissen hergestellt.**
Da es ein Utensil wie den Räucherschemel nicht in jedem Baumarkt zu kaufen gibt, musste ich überlegen, wer so etwas nach meinen Skizzen herstellen kann. Mir war wichtig, dass sich aus diesem Projekt auch etwas Gutes für alle Beteiligten entwickeln konnte.

In der Nähe meines Elternhauses gibt es eine Tageswerkstätte für Menschen mit speziellen Bedürfnissen. Ich ging mit meiner Skizze dorthin und fragte, ob so ein Werkstück produziert werden könnte. Stefan, der Werkmeister, war mein Ansprechpartner, und er war gleich sehr erfreut über die Idee, diesen Sche-

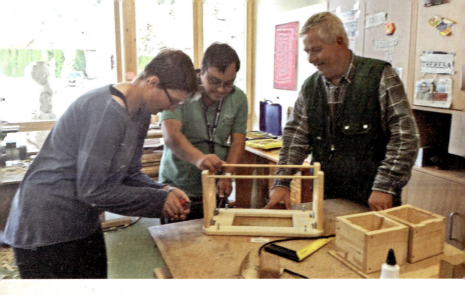

mel gemeinsam mit den Jugendlichen herstellen zu dürfen. Der Prototyp war dann in wenigen Tagen fertig, und die zusammenklappbare Variante wurde von weiteren kreativen Menschen entwickelt.

Ich kann damit diese Menschen unterstützen, und sie helfen mir, einen Schemel aus Handarbeit anbieten zu können. Jeder, der Interesse daran hat, kann ihn ab Januar 2015 über meine Homepage www.malusa.at erwerben.

Der Schemel ist so gebaut, dass er für jede Fußgröße passt und jedes herkömmliche Räuchergefäß darunter Platz findet.

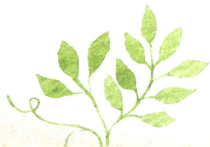

# Räucherzubehör – Was gehört dazu?

**Räucherschale**

*Richtig:*
Die Räucherschale sollte aus feuerfesten Materialien wie Speckstein oder Ton bestehen und muss nicht groß sein. Ein Durchmesser von 10–12 cm genügt. Eine flache Schale ist einfacher zu handhaben. Stellen Sie die Schale auf einen kleinen Teller, damit können Sie diese bei Bedarf leichter in andere Räume tragen.

*Falsch*:
Räuchergefäße aus Glas oder Keramik sind nicht geeignet, weil diese Materialien bei Hitze springen können.

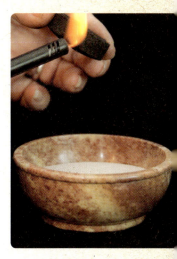

Die Schale sollte nicht zu tief sein, da sonst die Kohle erstickt. Auch ein kleines Räucherpfännchen mit Stiel ist für das Räuchern nicht gut geeignet, weil das Hantieren mit der Kohle darin sehr mühsam ist.

Ein Stövchen mit Teelicht gibt zu wenig Hitze, um Hölzer, Wurzeln und Harze aufzulösen. Doch wenn sich diese Teile nicht entfalten können, fehlt die Kraft in der Mischung. Harze glosen über einem Teelicht nur an und verklumpen. Es ist schade um dieses wertvolle Räucherwerk, denn ein zweites Mal kann es dann nicht mehr verwendet werden.

### Räuchersand

Der zum Räuchern verwendete Sand wird auch Feuersand genannt. Er hält die Hitze von dem Gefäß ab und erleichtert das Platzieren der Kohle.

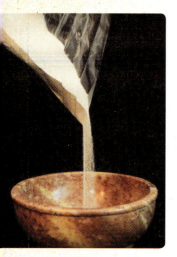

*Richtig:*
Einmal in die Räucherschale geschüttet, bleibt der Sand dort. Falls die Menge mit der Zeit schwindet, weil man doch immer wieder mit der Asche etwas herausnimmt, wird nach Bedarf nachgefüllt.

*Falsch:*
Der Sand muss nicht nach jedem Räuchervorgang erneuert werden. Er wird nicht schlecht, höchstens ein wenig dunkler von den Rückständen der Räucherkohle.

### Räucherkohle

Diese Kohle besteht aus gepresster Holzkohle und glost sehr gleichmäßig. Dadurch entsteht die Temperatur, die notwendig ist, um die Hölzer, Harze, Blüten, Blätter und Wurzeln schonend zu verräuchern. Wenn die Hitze zu groß ist, z. B. wenn Sie Glut aus dem Ofen nehmen, verbrennen die Blätter oder Blüten sofort und können ihre Wirkung nicht entfalten. Ist die Hitze zu gering, können die harten Teile wie Holz und Harz ihre Wirkung nicht entfalten.

Bei einer Anwendung für den Körper ist es sehr wichtig, Rauch zu erzeugen, damit die Wirkung den Körper auch erreicht. Er ist völlig harmlos, weil er nur aus dem besteht, was man an Räucherwerk auflegt. Ich werde immer wieder gefragt, wie die Zimmerdecke in meiner Wohnung aussieht. Die Leute vermuten, weil ich so viel räuchere, sei meine Decke schwarz. Das ist natürlich nicht der Fall, denn es entsteht bei getrockneten Zutaten ja nur weißer Rauch. Wären die Zutaten feucht, entstünde dunkler Rauch. Aber das macht, glaube ich, niemand – denn der Gestank wäre gar nicht auszuhalten.

Die Kohle selbst gibt keinen Rauch ab, sondern glost nur.

Vor einigen Jahren gab es noch sehr viele Räucherkohlen auf dem Markt, die in der Qualität sehr schlecht waren, d.h., sie haben einen starken Geruch verbreitet und selbst geraucht. Sie hatten zudem Luftlöcher und sind oft nach dem Entzünden wieder erstickt. Heute sind viel bessere Qualitäten auf dem Markt, und diese sind auch leicht zu handhaben.

### *Wie zündet man die Kohle an?*
Mit der Räucherkohle haben viele Menschen Probleme und lassen dann das Räuchern oftmals sein, weil sie nicht damit umzugehen wissen.

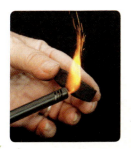 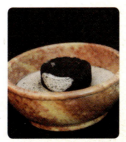 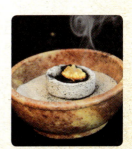

*Richtig:*
Zünden Sie die Kohle an der Kante mit einem Streichholz, einem Gasanzünder oder einem Feuerzeug an. Wenn die ersten »Sternchen« zu sehen sind, erschrecken Sie bitte nicht. Die sind harmlos.

Nun heißt es, Geduld haben und so lange den Anzünder an die Kohle halten, bis die »Sternchen« von allein weiterlaufen. Legen Sie die Kohle nach dem Anzünden auf den Sand, der sich in der Räucherschale befindet. Warten Sie, bis die »Sternchen« von einem Ende zum anderen durchlaufen (das geht ganz schnell). Erst dann ist die gesamte Kohle heiß, und Sie können das Räucherwerk auflegen.

*Falsch:*
Zünden Sie die Kohle nicht in der Mitte an. Das ist sehr mühsam und funktioniert nicht. Ziehen Sie das Feuer nicht sofort weg, wenn Sie die »Sternchen« sehen. Wenn Sie ungeduldig sind und die Kohle nicht lange genug anbrennen lassen, erlischt das Feuer wieder.

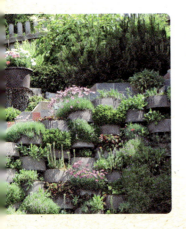

Legen Sie das Räucherwerk nicht auf, wenn die »Sternchen« noch nicht durch die Kohle hindurch sind. Die Kohle kann sonst ersticken.

Oft höre ich, dass Menschen mit dem Auflegen des Räucherwerkes warten, bis die Kohle einen weißen Rand bekommt. Das ist nicht notwendig, weil der weiße Rand nur durch die Hitze der Kohle entsteht. Sie wird aber, nachdem die »Sternchen« hindurchgegangen sind, nicht mehr größer.

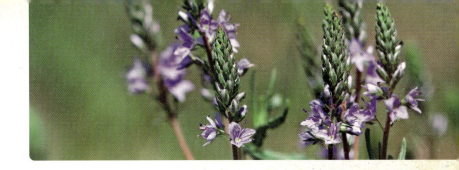

### Räucherschemel und Räuchertuch
Dieses Zubehör wurde im vorigen Kapitel ausführlich beschrieben.

### Räucherwerk
Für jedes Krankheitsbild, das ich in diesem Buch beschreibe, gibt es das passende Räucherwerk. Um einen guten Erfolg zu erzielen, sollte genau diese Rezeptur angewandt werden. Die Zutaten sind aufeinander abgestimmt und »vertragen« sich auch. Wenn nicht alle beschriebenen Zutaten genommen werden, reduziert sich die Wirkung.

#### *Worauf kommt es beim Räucherwerk an?*
Schon Paracelsus hat gesagt: »Geht hinaus in die Natur. Dort wartet alles auf euch, was ihr benötigt, aber wisset eines, jedes Kraut hat seine Aufgabe und kann nicht für alles herhalten!«
Genau so verhält es sich beim Räuchern. So zahlreich die Krankheiten sind, so vielfältig muss das Räucherwerk sein. Es gibt viele Hilfsmittel aus der Natur, jedoch müssen sie genau dafür eingesetzt werden, wo sie auch wirken können.
Kräuterwissen ist hier sehr wichtig. Die Kräuter müssen zum richtigen Zeitpunkt geerntet werden, damit sie die Kraft auch genau dort haben, wo sie gebraucht wird. Wenn ich die Kraft eines Blattes brauche, darf ich es nicht pflücken, wenn die Kraft der Pflanze in der Blüte oder in der Wurzel ist.

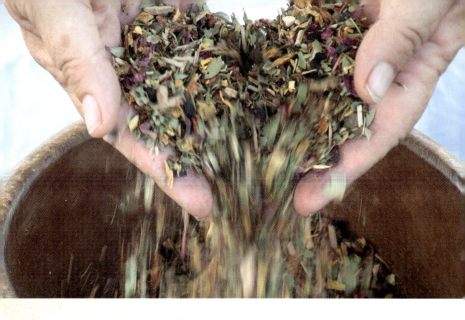

# Welches Räucherwerk für welche Krankheit?

Ich habe über einen langen Zeitraum hinweg das alte Wissen den heutigen Bedürfnissen angepasst. Dazu war es wichtig, herauszufinden, welche Pflanzen und welcher Teil der Pflanze für das Räuchern geeignet sind. Beim Räuchern gegen Krankheiten geht es nicht darum, einen besonders guten Duft zu erzeugen. Vielmehr darum, die Wirkstoffe, die jede einzelne Zutat durch die Hitze entfaltet, für den Ausgleich eines körperlichen Mangels zu nutzen. Dabei kann es auch vorkommen, dass es nicht so gut riecht. Lassen Sie sich davon aber nicht abschrecken. Meine Großmutter hat immer gesagt: »Alles, was nicht gut riecht und schmeckt, ist die beste Medizin.«

All die wunderbaren Pflanzen aus der Natur sind ein Segen, der uns zur Verfügung steht, wenn wir ihn brauchen. Es gibt zu jedem Krankheitsbild noch viel mehr Pflanzen, die für die Anwendung infrage kommen. Jedoch bringen alle Bestandteile, die zusammengemischt werden, in der Gesamtheit den Erfolg. Das Mischen ist ein wichtiger Aspekt, denn eine Zutat allein würde bei Weitem nicht dieselbe Wirkung erzielen. Experimentieren Sie daher bitte nur selbst mit Räuchermischungen, wenn Sie kräuterkundig sind. Ansonsten empfehle ich Ihnen, sich an die Rezepturen zu halten.

Das Einzigartige an diesem Buch ist, dass jedem Krankheitsbild sowohl auf körperlicher als auch auf seelischer Ebene begegnet wird. Neben dem entsprechenden Räucherrezept habe ich auch die möglichen seelischen Ursachen herausgearbeitet und biete Ihnen zur Umkehrung des Gedankenmusters jeweils eine Affirmation an.

### Was ist die seelische Ursache einer Krankheit?
Krankheiten haben ihren Ursprung oft im Denken und Fühlen eines Menschen. Wenn ein Mensch immer mehr im Außen lebt und das Materielle wichtiger nimmt als seine Empfindungen und Gefühle, wird er durch Signale, die von der Seele kommen, darauf hingewiesen, dass er sich von seinem eigentlichen Lebensweg entfernt hat. Wenn diese Warnung nicht gehört wird, dann gibt es die nächste Warnstufe, die bereits in einer Krankheit bestehen kann. Die Seele klopft zuerst nur sanft an. Wenn wir das nicht hören, muss sie stärker klopfen. Solange sie auf taube Ohren stößt, wird sie immer lauter klopfen, bis wir endlich ihr Signal wahrnehmen. Heute stehen die Menschen oft nicht mehr mit ihrer Seele in Verbindung. Doch wenn jemand nicht mehr wahrnehmen kann, was in ihm selbst los ist, dann kann es sehr lange dauern, bis der Ruf der Seele gehört wird – sogar Jahrzehnte.

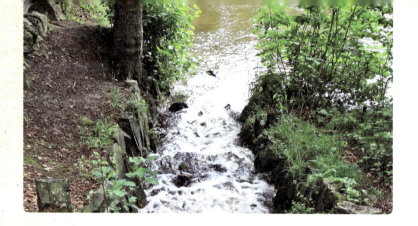

***Die Hinweise der Seele verlaufen über mehrere Stufen:***
1. Die Seele klopft an – Menschen, die nach innen hören, können es wahrnehmen.
2. Über Träume kommen Botschaften, die auf das Lebensthema hindeuten.
3. Thema wird im Außen »gespiegelt«. Es kommt zu »Zufällen«, die zu dem Thema passen, das bearbeitet werden soll. Das kann ein Buch sein, das einen auf einmal ganz stark anspricht, ein Satz in einer Zeitung oder eine Szene im Fernsehen. Auf diese Weise geht der Mensch in Resonanz mit seinem Thema. Er kann diese Hinweise annehmen oder ignorieren.
4. Hört der Mensch noch immer nicht, wird das Thema immer aufdringlicher. Es lässt sich nicht mehr verdrängen. Das Gefühl, vom Thema erdrückt zu werden, kommt auf. Die Spiegelungen im Außen werden massiver, »böse Menschen« machen den Betroffenen fertig – das kann bis zum Mobbing führen. Wir sollen durch die Emotionen aber nur erkennen, dass mit uns etwas nicht in Ordnung ist. Es kann zu Unfällen und auch Krankheiten kommen, die zu dem Thema passen. In meiner Auflistung der Krankheitsbilder können Sie sofort ersehen, welche Themen dahinterstehen können.

5. Wenn die Seele bisher mit ihren Botschaften nicht erfolgreich war, dann muss jetzt die notwendige Veränderung zwangsweise eintreten. Durch schwerere Krankheiten wird der Mensch gezwungen, sich mit sich selbst zu beschäftigen. Durch die Art der Krankheit ist wieder feststellbar, um welches Thema es sich handelt. Der Leidensdruck wird wesentlich größer.
6. Ist es der Seele bis zu diesem Stadium nicht gelungen, dem Menschen verständlich zu machen, was die Lernaufgabe ist, wird sie diese Inkarnation abbrechen. Dies kann über eine tödliche Krankheit oder einen Unfalltod passieren. Für die Seele ist es, wie nach einem Schuljahr in die Ferien zu gehen. Wenn jedoch die Noten schlecht waren, weil der Schüler von den Lernaufgaben vieles nicht begriffen hat, muss er die Klasse wiederholen.

**Was ist eine Affirmation?**
Der französische Apotheker Émile Coué war der Entdecker der modernen Autosuggestion (Selbstbeeinflussung), deren Bestandteil die Technik der Affirmation ist. Er stellte bereits im 19. Jahrhundert fest, dass die Wirkung von Medikamenten bei denjenigen Menschen besser war, bei denen er den Arzt für die Empfehlung eines bestimmten Arzneimittels lobte. Seine Erkenntnisse über diese mächtige Selbstbeeinflussung werden heute noch auf dieselbe Weise angewendet, und die Ergebnisse sprechen für sich.

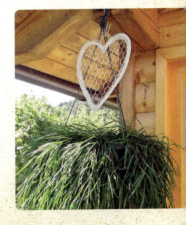

Ich kann auch aus eigener Erfahrung sprechen, weil ich diese Möglichkeit, Gedankenmuster umzukehren, von meinem Lehrer Kurt Tepperwein vermittelt bekommen habe. In meiner Arbeit als Dipl.-Mentaltrainerin gebe ich dieses Wissen vielen meiner Schülerinnen und Schülern weiter.

Viele Menschen wissen nicht, dass eingeprägte Muster, die schon in der Kindheit unterbewusst auf unsere »Festplatte« gespeichert wurden, so lange dort bleiben, bis sie überschrieben bzw. gelöscht werden. Wenn ein Kind immer wieder gehört hat: »Aus dir wird doch nie etwas«, dann prägt sich dieses Muster auch im Erwachsenenalter auf allen Ebenen ein. Deswegen verhält sich der erwachsene Mensch genau entgegengesetzt: Er wird alles daransetzen, zu beweisen, dass er sehr wohl Erfolg z. B. im Beruf hat. Jedoch investiert diese Person meist sehr viel mehr Energie in den Job, als es andere tun würden, weil immer das alte Urteil mitschwingt. Dadurch glaubt er, immer viel mehr leisten zu müssen als andere. Er will eben immer den Satz »Aus dir wird doch nie etwas« widerlegen. Wenn die Menschen wüssten, dass sie diese Muster umprogrammieren können, würden sie viele unnötige Erfahrungen vermeiden.

Mit Affirmationen kann man alte Muster sehr leicht durch neue ersetzen. Wie beim Computer überschreibt man ein altes Programm, das man nicht mehr braucht, mit einem neuen.

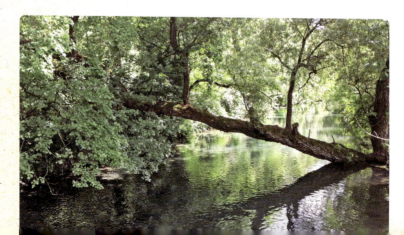

Wenn wir das ganze Gerümpel an alten Mustern unser Leben lang in einem Rucksack mit uns herumschleppen, dann wird uns die Last eines Tages erdrücken. Also ist es besser, den Rucksack zu entleeren und somit leichter durchs Leben gehen zu können.

### **Richtige Anwendung von Affirmationen**
Wenn Sie in einem alten negativen Denk- oder Glaubensmuster verstrickt sind, läuft Ihr Empfinden, Wahrnehmen und Handeln genau nach diesen Einprägungen ab. Und bei den meisten Menschen ist es nicht nur ein Muster, sondern sind es nicht selten bis zu zwölf solcher Blockaden.

Überzeugungen wie »Ich werde das nie schaffen«, »Wer bin ich denn schon«, »Immer habe ich Pech im Leben« usw. verhindern erfolgreiches Handeln. Die Befürchtungen werden wahr. Das wiederum führt zu einer Bestätigung der negativen Grundhaltung (»Wusste ich doch gleich, dass mir das nicht gelingen wird«). Das ist ein Fall von »selbsterfüllender Prophezeiung«.

Wenn der Bauer im Frühjahr Roggen sät, was wird er dann wohl ernten? Sicher keinen Weizen. So ist es auch mit unseren Gedanken: Wenn immer Negatives gesät wird, kann nichts Positives auf uns zukommen.

Ein Spruch aus dem Talmud bringt dies gut auf den Punkt:
*Achte auf deine Gedanken, denn sie werden zu Worten.*
*Achte auf deine Worte, denn sie werden zu Handlungen.*
*Achte auf deine Handlungen, denn sie werden zu Gewohnheiten.*
*Achte auf deine Gewohnheiten, denn sie werden dein Charakter.*
*Achte auf deinen Charakter, denn er wird dein Schicksal.*

Jederzeit kann jeder Mensch beginnen, diese alten Muster durch neue, positive Muster zu ersetzen: »Ich schaffe es«, »Ich bin ein wunderbarer, einzigartiger Mensch.«

Dazu wird ein positiver Satz formelhaft so lange wiederholt, bis er sich ins Unterbewusstsein eingeprägt und den alten Glaubenssatz überschrieben hat.

Der Satz darf keine Verneinung beinhalten, weil es im Universum nur den Zustand »ist« gibt. Das Wort »nicht« wird nicht erkannt. Wenn Sie formulieren »Ich will nicht krank sein«, dann heißt das für das Universum: »Ich will krank sein.« Verwenden Sie also keinesfalls die Wörter »nicht« oder »nie« in Ihrer Affirmation!

### Sprechen Sie die Affirmation 70 Mal am Tag.
Es geht darum, einen Umkehrschub im Unterbewusstsein zu erreichen. Da wir unsere Glaubensmuster meistens schon seit der Kindheit mit uns herumschleppen, sitzen sie relativ fest. Wenn Sie wirklich eine Veränderung erreichen wollen, müssen Sie etwas tun, was Sie bisher noch nicht getan haben – und das Durchhaltevermögen ist ein gutes Signal für einen Wandel.

Mein Lehrer Kurt Tepperwein sagt immer: Jeder Mensch ist zu 100 % erfolgreich. Es kommt nur darauf an, was man mit seinem Tun in Auftrag gegeben hat. Alles folgt dem Prinzip von Ursache und Wirkung.

### Sprechen Sie die Affirmation 21 Tage ohne Unterbrechung.
Wenn Sie einen Tag auslassen, fangen Sie wieder von vorn an. Das ist wie das Installieren beim Computer: Wenn ein neues Programm aufgespielt wird, können Sie nicht nur einen Teil auf die Festplatte kopieren, denn dann wird es nicht funktionieren.

21 Tage reichen aus, um das alte Programm durch das neue zu ersetzen. Aber: Eine halbe Veränderung ist keine Veränderung. Unser Unterbewusstsein benötigt nachgewiesenermaßen 21 Tage, bis es ein neues Programm integriert und das alte Programm losgelassen hat. Dann nimmt es den neuen Glaubenssatz als wahr an und handelt danach.

Formulieren Sie die Sätze so, als wäre das gewünscht Ereignis schon eingetreten, und nicht als eine Möglichkeit in der Zukunft. Also: »Ich bin ab sofort erfolgreich in allem, was ich tue«, nicht: »Ich wünsche mir, in nächster Zeit erfolgreich zu sein.«

*»Nicht der Wille ist der Antrieb unseres Handelns, sondern unsere Vorstellungskraft.« Émile Coué*

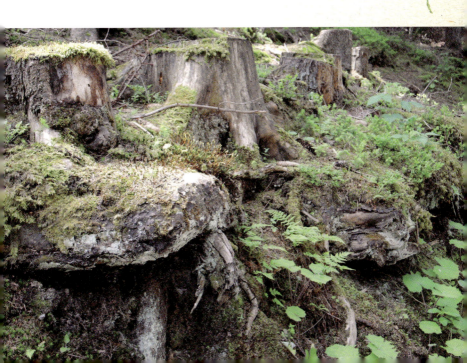

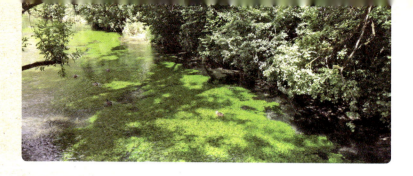

### Einige Beispiele für Affirmationen (allgemein)

Diese Affirmationen sind für grundsätzliche Themen gedacht und können unabhängig von den Krankheitsbildern, die ich beschreibe, angewendet werden. Sie können aber auch, wenn intuitiv das Verlangen danach besteht, während des Räucherns gesprochen werden.

- *Ich lasse zu, dass Liebe alle Teile meines Körpers durchströmt, reinigt und heilt.*
- *Ich verdiene es, geheilt zu werden.*
- *Wenn ich mir selbst und anderen vergebe, löse ich mich von meiner Vergangenheit.*
- *Alles, was ich tue, bringt Reichtum und Fülle.*
- *Wenn ich dem Leben vertraue, wird alles gut.*
- *Jeder meiner Gedanken erschafft meine Zukunft.*
- *Ich löse mich von alten Mustern, die meine Sicht behindern.*
- *Ich bin geborgen inmitten aller Veränderungen.*
- *Wunderbare neue Erfahrungen tun sich für mich auf.*
- *Ich löse mich von allen Ängsten und Zweifeln.*
- *Ich werde durch diesen Tag geführt und treffe richtige Entscheidungen.*
- *Ich erschaffe mir inneren Frieden, der sich in meinem Körper in perfekter Gesundheit widerspiegelt.*
- *Aus dieser Situation wird nur Gutes entstehen. Alles ist gut, und ich bin beschützt.*

- *Ich bin offen und bereit für Veränderungen.*
- *Ich verdiene es, geliebt zu werden.*
- *Ich bin zur rechten Zeit am richtigen Ort und freue mich auf alle kommenden Tage.*
- *Ich gebe immer das, was ich auch selbst empfangen möchte.*
- *Wenn ich meinen Selbstwert und mein Recht auf Glück bejahe, wird all mein Bedarf stets üppig gedeckt sein.*
- *Ich tue, was ich liebe, und liebe, was ich tue.*
- *Ich beanspruche meine Macht und erschaffe liebevoll meine eigene Realität.*
- *Liebe ist überall, und ich bin liebevoll und liebenswert.*
- *Göttliche Weisheit leitet mich. Sie kennt die Antwort auf jede Frage und die Lösung für jedes Problem.*

Wenn diese Affirmationen während des Räucherns gesprochen werden, kann das Thema auf körperlicher und seelischer Ebene zugleich behandelt werden.

Bei den meisten Krankheitsbildern stehen jeweils zwei Affirmationen. Wählen Sie selbst, ob es für Sie stimmig ist, beide Sätze zu sprechen oder nur einen. Probieren Sie aus, wie der Text sich anfühlt, wenn Sie ihn laut sprechen. Sie können auch eine allgemeine Affirmation verwenden, weil nicht für jeden Menschen dieselben Sätze zutreffen. Tun Sie, was für Sie passt. Bei der Auswahl der Affirmationen ist der erste Impuls über die Intuition (Bauchgefühl) wichtig. Sie können nur selbst für sich entscheiden, was die richtige Hilfe für Sie ist.

Wenn Sie die Affirmation während des Räucherns mit den richtigen Zutaten für das Krankheitsbild sprechen, wirkt sie optimal, denn es wird zugleich auf der körperlichen und der seelischen Ebene gearbeitet.

- Affirmation intuitiv wählen
- Maximal zwei Affirmationen hintereinander sprechen
- **70 Mal** über den Tag verteilt sprechen (auch im Bett, auf dem WC, unter der Dusche, im Auto usw.)
- **21 Tage lang sprechen** – danach Affirmation wechseln (oder bei Bedarf dieselbe Affirmation weitere 21 Tage verwenden)
- Text jedes Mal exakt gleich sprechen, damit er genau so abgespeichert wird
- Beim Sprechen mit allen Sinnen »dabei sein«, Aufmerksamkeit nur auf den Text lenken

### Anwendung für Kinder

Wenn Sie mit Kindern arbeiten, lesen Sie ihnen vor, welche Affirmationen infrage kämen. Das Kind soll dann selbst entscheiden, welche passt. Kinder haben einen sehr natürlichen Zugang zu dieser Methode. Daher wird der Text auch spielerisch gesprochen. Ansonsten ist die Vorgehensweise dieselbe wie oben beschrieben.

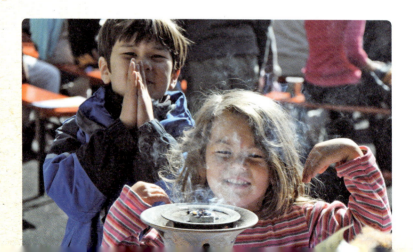

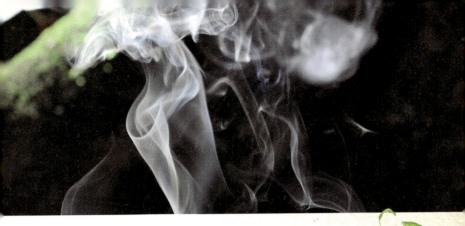

# Verzeichnis der Krankheitsbilder

Bei jedem Krankheitsbild sind Symbole angebracht, an denen Sie erkennen, in welcher Form geräuchert werden kann. Es gibt die drei Auswahlmöglichkeiten Wohnraum, Räuchertuch und Räucherschemel. Damit gebe ich an, in welcher Form das Räuchern bei den jeweiligen Krankheitsbildern am effektivsten ist. Die Erklärungen der einzelnen Methoden finden Sie auf den Seiten 33, 35 und 37.

Das Mischverhältnis der Räucherzutaten habe ich auf Seite 103 beschrieben.

*Legende:*

Räuchern in Wohnräumen   Räuchern mit dem Räuchertuch   Räuchern mit dem Räucherschemel

Wir beginnen mit einer Anwendung, die sehr wichtig ist, um eine Abwehr gegen Krankheiten zu entwickeln. Sie sollte als Basisräucherung verwendet werden, auch wenn gerade keine Krankheit akut ist.

Durch eine Schwäche des Immunsystems entstehen viele Krankheiten. Der Körper kann Krankheitserreger viel besser abwehren, wenn das Immunsystem gestärkt ist.

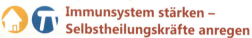

### Immunsystem stärken – Selbstheilungskräfte anregen

*Räucherrezept:* Schwarzer Holunder, Meisterwurz, Ringelblume, Quendel, Salbei, Mädesüß, Tausendgüldenkraut, Beifuß
*Mögliche seelische Ursache:* Mangelndes Vertrauen in die eigenen Fähigkeiten. Flucht statt Selbstverwirklichung. Verweilen in emotionalem »Gewitter«.
*Affirmation:* Durch jede Zelle meines Körpers strömt heilende Energie. Ich bin allen Aufgaben und Herausforderungen gewachsen.

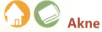

### Akne

*Räucherrezept:* Salbei, Schafgarbe, Kleinblütiges Weidenröschen, Brennnessel, Löwenzahn, Weihrauch
*Mögliche seelische Ursache:* Stau von Sehnsüchten, die nicht ausgelebt werden. Unsicherheit wird in Arroganz und Ablehnung verwandelt und führt zu Konflikten.
*Affirmation:* Ich nehme die Verwandlung in mir dankend an und freue mich auf die Zukunft.

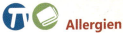

### Allergien
***Räucherrezept:*** Käsepappel, Johannisbeerknospen, Brennnessel, Patschuli, Weihrauch
***Mögliche seelische Ursache:*** Sich nicht gut genug finden. Ein Teil der Lebensthemen wird ignoriert, in der Hoffnung, sie verschwinden von selbst wieder.
***Affirmation:*** Ich bin ein einzigartiges, vollkommenes Wesen und akzeptiere mich genau so, wie ich bin.

### Arterienverkalkung (Arteriosklerose)
***Räucherrezept:*** Mistel, Ehrenpreis, Ackerschachtelhalm, Arnika, Ringelblume, Stiefmütterchen
***Mögliche seelische Ursache:*** Die Vorurteile, die sich über viele Jahre durch die Eltern, Religion usw. eingeprägt haben, lassen keinen Spielraum, das eigene Selbst zu leben. Es ist alles eingeengt.
***Affirmation:*** Ich darf mein Leben in vollen Zügen genießen und selbst darüber bestimmen.

 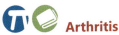

### Arthritis
***Räucherrezept:*** Brennnessel, Ackerschachtelhalm, Ringelblume, Alantwurzel, Arnika, Beinwell, Johanniskraut, Rosmarin, Wacholder
***Mögliche seelische Ursache:*** Nicht verarbeitete Themen und Groll wollen schon lange erlöst werden. Konflikte zeigen sich über Seelenschmerz, der aus Sturheit nicht erkannt wird.
***Affirmation:*** Ich bin bereit, mich zu verändern. Ich lasse es zu, dass nur gute Erfahrungen in mein Leben treten.

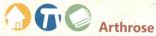
### Arthrose
**Räucherrezept:** Hirse, Brennnessel, Ackerschachtelhalm, Wacholderbeere, Mädesüß, Beinwell
**Mögliche seelische Ursache:** Fehlendes Selbstwertgefühl und wenig Respekt sich selbst gegenüber. Nicht in seiner Mitte sein. Sich selbst immer wieder kritisieren.
**Affirmation:** Ich verdiene alles Gute und liebe mich genau so, wie ich bin.

### Asthma (im Freien anwenden)
**Räucherrezept:** Thymian, Spitzwegerich, Huflattich, Ringelblume, Fenchel, Kamille, Lavendel, Traubensilberkerze, Weihrauch
**Mögliche seelische Ursache:** Sein Leben nicht selbst bestimmen können. Freiheit, allein Entscheidungen treffen zu können, ist eingeschränkt. Weglaufen vor Situationen und Problemen.
**Affirmation:** Ich nehme mein Leben ab sofort selbst in die Hand und bin frei.

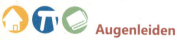
### Augenleiden
**Räucherrezept:** Arnika, Kalmus, Kamille, Schafgarbe, Ringelblume, Augentrost, Lavendel
**Mögliche seelische Ursache:** Nicht annehmen können, was man sieht. Eine Person oder eine Situation nicht mehr ansehen wollen.
**Affirmation:** In meiner Welt erschaffe ich mir nur das, was ich gern anschaue. Mein Blick geht liebevoll in die Zukunft.

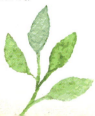

**Bandscheibenbeschwerden**

*Räucherrezept:* Ackerschachtelhalm, Pfingstrosenblätter, Salbei, Arnika, Angelikawurzel, Mädesüß, Sternanis
*Mögliche seelische Ursache:* Halt suchen um jeden Preis. Sich nicht unterstützt fühlen. Keine Zeit finden, das Leben zu genießen.
*Affirmation:* Ich lasse all meine Belastungen los. Meine Bandscheiben sind vollkommen gesund und erfüllt von positiver Energie.

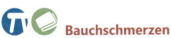 **Bauchschmerzen**

*Räucherrezept:* Brennnessel, Löwenzahn, Rosmarin, Fenchel, Kümmel, Pfefferminze, Gänsefingerkraut
*Mögliche seelische Ursache:* Situationen können nicht verdaut werden. Angst bläht sich auf und kann nicht verarbeitet werden.
*Affirmation:* Ich bin entspannt und lasse alle Belastungen mit Leichtigkeit durch mich hindurchfließen.

 **Bauchspeicheldrüsenleiden**

*Räucherrezept:* Brennnessel, Kalmuswurzel, Mistel, Ringelblume, Ackerschachtelhalm, Tausendgüldenkraut, Weihrauch
*Mögliche seelische Ursache:* Die Süße im Leben fehlt – daraus entstehen Wut und Enttäuschung. Zu viel Arbeit, zu wenig Vergnügen. Vieles erscheint wertlos, was zu Selbstzerstörung führt.
*Affirmation:* Ich bin glücklich und genieße die Süße des Lebens. Ich sorge gut für mich und bin dankbar.

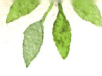

### Beinbeschwerden
***Räucherrezept:*** Mäusedorn, Rosmarin, Brennnessel, Holunder, Ackerschachtelhalm, Goldrute, Liebstöckel, Beinwell
***Mögliche seelische Ursache:*** Das eigene Tempo wird nicht respektiert. Nicht selbst gehen, sondern anderen folgen. Weigerung, sich weiterzuentwickeln. Eine Last ist unerträglich.
***Affirmation:*** Unbelastet gehe ich durch mein Leben und lasse die Vergangenheit hinter mir. Ich bestimme selbst, was gut für mich ist.

### Blasenerkrankungen
***Räucherrezept:*** Kleinblütiges Weidenröschen, Schafgarbe, Ackerschachtelhalm, Spitzwegerich, Goldrute, Hirtentäschel, Odermennig, Brennnessel, Wacholderbeere
***Mögliche seelische Ursache:*** Nicht auf seine Gefühle und die Intuition hören. Gefühle werden aufgestaut und nicht ausgelebt. Angst, Altes loszulassen.
***Affirmation:*** Liebevoll kümmere ich mich um meine Gefühle. Ich bin sicher und geborgen.

### Blähungen
***Räucherrezept:*** Anis, Basilikum, Fenchel, Kalmus, Kamille, Lavendel, Tausendgüldenkraut, Thymian, Zitronenmelisse
***Mögliche seelische Ursache:*** Meinen, jemand zu sein, der man nicht ist. Unverdaute Situationen. Sich nicht trauen, weiterzugehen.
***Affirmation:*** Ich nehme den Platz in meinem Leben ein, der mir zusteht. Ich bin dankbar und zufrieden.

### 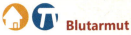 Blutarmut
***Räucherrezept:*** Brennnessel, Blutwurz, Eisenkraut, Odermennig, Rosmarin, Tausendgüldenkraut
***Mögliche seelische Ursache:*** Im Leben fehlen Lebenskraft und Freude. Ja-aber-Verhalten. Nicht zu seinen Entscheidungen stehen und immer hinterfragen, ob sie wohl richtig seien.
***Affirmation:*** Ich freue mich auf jeden neuen Tag und bedanke mich für die vielen Gaben, die mir das Leben schenkt.

###  Blutdruck (niedriger)
***Räucherrezept:*** Hirtentäschel, Mistel, Rosmarin, Salbei, Thymian, Wacholder
***Mögliche seelische Ursache:*** Rückzug bei unangenehmen Konflikten. Belastendes nicht loslassen können. Sich selbst nicht lieben und nicht wertvoll finden.
***Affirmation:*** Mein Blut fließt friedlich und liebevoll durch meinen Körper. Ich lebe jeden Tag mit Freude und konzentriere mich auf das Wesentliche.

###  Blutdruck (hoher)
***Räucherrezept:*** Bärlauch, Hirtentäschel, Lavendel, Majoran, Melisse
***Mögliche seelische Ursache:*** Mangel an Flexibilität. Aggressionen unterdrücken. Gefühle werden vorgetäuscht, bis sie nicht mehr beherrschbar sind. Dem Beispiel derer folgen, die einen »erzogen« haben.
***Affirmation:*** Ich danke dafür, dass mein Blutdruck normal ist, und bin erfüllt von Lebenskraft. Ich bin der Schöpfer meines Lebens.

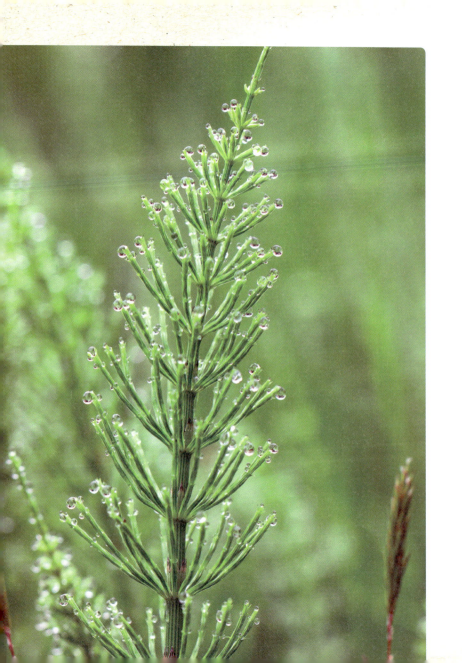

**Bronchitis (im Freien anwenden)**
*Räucherrezept:* Schwarzer Holunder, Johanniskraut, Alantwurzel, Huflattich, Mistel, Ringelblume, Eibisch, Spitzwegerich
*Mögliche seelische Ursache:* »Entzündete« familiäre Situation kann nicht verarbeitet werden (Streit, Aggression oder Schweigen). Nicht auf sich selbst achten. Ganze Energie wird für Wut auf andere aufgewendet.
*Affirmation:* Es herrschen Frieden und Harmonie in mir und um mich. Alles ist gut in meiner Welt.

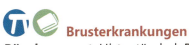 **Brusterkrankungen**
*Räucherrezept:* Hirtentäschel, Ringelblume, Ackerschachtelhalm, Pestwurz, Nachtkerze, Traubensilberkerze
*Mögliche seelische Ursache:* Bemuttern und Beschützen werden übertrieben ausgelebt. Sich abhängig und als Sklave fühlen. Tiefe Enttäuschung in Partnerschaften.
*Affirmation:* Ich löse mich von allem, was mich belastet. Ich verdiene es, frei zu sein, und lasse los.

 **Cholesterin (zu hohes)**
*Räucherrezept:* Ehrenpreis, Beifuß, Brennnessel, Löwenzahn, Birke
*Mögliche seelische Ursache:* Sich zum Clown machen, um jemand anderem zu gefallen. Die eigenen Träume werden nicht gelebt.
*Affirmation:* Ich lebe in meiner Macht und übernehme selbst die Verantwortung für mein Leben. Ich erlaube mir, in Harmonie zu leben.

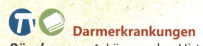 **Darmerkrankungen**

***Räucherrezept:*** Löwenzahn, Hirtentäschel, Brennnessel, Salbei, Ringelblume, Wegwarte, Käsepappel, Goldrute, Weihrauch
***Mögliche seelische Ursache:*** Fehlendes Durchsetzungsvermögen. Festhalten an dem, was man kennt. Keine Veränderungen im Leben »riskieren«. Vergangenheit kann nicht losgelassen werden.
***Affirmation:*** Ich lasse alle Gedanken, die mich blockieren und verstopfen, los. Ich danke der universellen Ordnung dafür, dass mein Darm ab heute perfekt arbeitet.

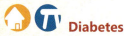 **Diabetes**

***Räucherrezept:*** Brombeere, Brennnessel, Löwenzahn, Mistel, Frauenmantel, Birkenblätter
***Mögliche seelische Ursache:*** Keine Lebensfreude. Nicht genießen können. Langjähriger Kummer. Bedürfnis nach Kontrolle.
***Affirmation:*** Jeder Augenblick meines Lebens ist von Freude erfüllt. Ich liebe das Leben, und das Leben liebt mich.

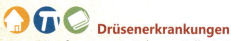 **Drüsenerkrankungen**

***Räucherrezept:*** Kalmus, Salbei, Spitzwegerich, Johanniskraut, Löwenzahn, Ringelblume, Eibisch
***Mögliche seelische Ursache:*** Sich selbst klein machen. Sich immer im Schutzpanzer verstecken. Eigene Kräfte werden nicht erkannt. Das Leben für ein Jammertal halten.
***Affirmation:*** Das Leben ist wundervoll. Sicher und geborgen gehe ich durch den Tag.

### 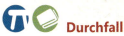 Durchfall
***Räucherrezept:*** Blutwurz, Salbei, Heidelbeere, Spitzwegerich, Weidenröschen, Kalmus, Kamille, Ringelblume, Vogelknöterich
***Mögliche seelische Ursache:*** Nicht willens sein, sich mit Problemen auseinanderzusetzen. Lebensangst. Nicht flexibel sein. Keinen Raum für sich selbst haben. Sich überfordert und ausgenutzt fühlen.
***Affirmation:*** Ich bin in Frieden mit meinem Leben. Es ist alles in mir, was ich für ein Leben in Fülle brauche.

###  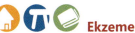 Ekzeme
***Räucherrezept:*** Brennnessel, Ehrenpreis, Wacholderbeere, Erdrauch, Stiefmütterchen
***Mögliche seelische Ursache:*** Sich selbst einschränken und erniedrigen. Es fehlen Respekt, Akzeptanz und Liebe zu sich selbst.
***Affirmation:*** Ich glaube an mich und all die Fähigkeiten, die ich in mir trage. Ich liebe mich bedingungslos.

###  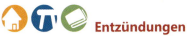 Entzündungen
***Räucherrezept:*** Arnika, Salbei, Kamille, Ringelblume, Käsepappel, Weihrauch
***Mögliche seelische Ursache:*** Das Denken ist »erhitzt«. Rot sehen. Der Kopf glüht wegen ängstlicher Gedanken. Frust macht sich breit. Altes kann nicht entladen werden.
***Affirmation:*** Meine Gedanken sind positiv, und ich gehe friedvoll in jeden neuen Tag. Ich liebe und akzeptiere mich so, wie ich bin.

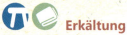

### Erkältung

***Räucherrezept:*** Schwarzer Holunder, Lindenblüte, Weidenrinde, Brennnessel, Schafgarbe, Thymian, Salbei
***Mögliche seelische Ursache:*** Lebenswärme und Freude fehlen im Leben. Von der Herzensenergie abgeschnitten sein. Zu viel auf einmal wollen.
***Affirmation:*** Ich erlaube mir, Herzenswärme und Freude zu genießen. Ich bin zur rechten Zeit am richtigen Ort.

### Fettleibigkeit (Adipositas)

***Räucherrezept:*** Löwenzahn, Birke, Brennnessel
***Mögliche seelische Ursache:*** Innere Leere, Kummer, Enttäuschungen, Ängste, Kummer, Depressionen werden durch zu viel Essen vermeintlich eingedämmt. Falsches Bild von sich selbst.
***Affirmation:*** Alles, was ich ab heute esse oder trinke, gibt mir einen schönen Körper und mein gewünschtes Gewicht.

 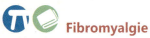

### Fibromyalgie

***Räucherrezept:*** Ackerminze, Lavendel, Sternanis, Traubensilberkerze
***Mögliche seelische Ursache:*** Angestaute Emotionen, schmerzhafte Erinnerungen an die Vergangenheit. Viel für andere tun und Gegenleistungen erwarten, die nicht eintreten.
***Affirmation:*** Ich öffne mich der Liebe zu mir selbst und lebe im Hier und Jetzt.

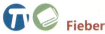 **Fieber**
*Räucherrezept:* Pfefferminze, Meisterwurz, Huflattich, Kamille, Holunder, Johanniskraut, Tausendgüldenkraut, Thymian, Traubensilberkerze
*Mögliche seelische Ursache:* Nicht geerdet sein. Fieberhaftes Denken an unliebsame Situationen. Kontakt zu sich selbst verloren haben.
*Affirmation:* Ich lebe ab sofort im Hier und Jetzt und gehe aufmerksam und wach in jeden neuen Tag.

  **Frauenleiden**
*Räucherrezept:* Frauenmantel, Labkraut, Hirtentäschel, Herzgespann, Kalmus, Kamille, Mistel
*Mögliche seelische Ursache:* Aufopferung für andere ist sehr ausgeprägt (Mutter-Teresa-Syndrom). Probleme, sich als Frau zu akzeptieren, wie man ist.
*Affirmation:* Ich gewinne jeden Tag mehr Selbstsicherheit und fühle mich als Frau zufrieden und geborgen.

  **Fußerkrankungen**
*Räucherrezept:* Beinwell, Huflattich, Käsepappel, Spitzwegerich, Ackerschachtelhalm, Ringelblume
*Mögliche seelische Ursache:* Zukunftsängste und Ängste aus der Vergangenheit behindern das Weitergehen im Leben. Den eigenen Standpunkt nicht vertreten können. Nicht genügend Stehvermögen haben.
*Affirmation:* Meinen Lebensweg gehe ich mit Freude und Leichtigkeit. Ich bin sicher und geborgen.

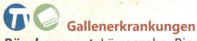 **Gallenerkrankungen**
*Räucherrezept:* Löwenzahn, Ringelblume, Kalmus, Brennnessel, Tausendgüldenkraut, Beifuß, Angelikawurzel
*Mögliche seelische Ursache:* Immer wieder gereizt sein, aber seinen Ärger nicht herauslassen können oder nicht dürfen, weil man nicht aufzufallen will.
*Affirmation:* Ich lasse Ärger und Wut los und verwandle sie in Leichtigkeit und Freude. Ich bin frei und geborgen.

 **Gefäßerkrankungen**
*Räucherrezept:* Schafgarbe, Brennnessel, Bärlapp, Hirtentäschel, Arnika
*Mögliche seelische Ursache:* Angst vor Verantwortung. Eigene Kräfte nicht in den Griff bekommen. Alles wird »zu heiß«.
*Affirmation:* Ich lege die Fesseln ab und fließe mit dem Strom des Lebens. Ich bin frei und geborgen.

 **Gelenkserkrankungen**
*Räucherrezept:* Beinwell, Weidenrinde, Brennnessel, Ringelblume, Ackerschachtelhalm, Weihrauch
*Mögliche seelische Ursache:* Gern die Opferrolle spielen und ein »Lastenträger« sein. Wie ein Blatt im Wind umhergeweht werden. Ständige Angst, verletzt zu werden.
*Affirmation:* Ich gehe stets den richtigen Weg, und das Leben sorgt für mich. Ich bin stark und selbstbewusst.

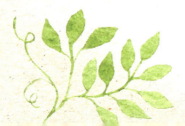

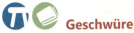 **Geschwüre**

*Räucherrezept:* Käsepappel, Frauenmantel, Spitzwegerich, Ringelblume, Ackerschachtelhalm, Huflattich
*Mögliche seelische Ursache:* Es nagt etwas an einem, was man nicht verarbeiten kann. Die Umwelt sieht einen ganz anders, als man in Wirklichkeit ist.
*Affirmation:* Ich lebe im Hier und Jetzt. Alles ist gut in meiner Welt.

 **Gesichtsschmerzen (Neuralgie)**

*Räucherrezept:* Passionsblume, Lindenknospen, Kamille, Lavendel, Yams, Rosmarin
*Mögliche seelische Ursache:* Sich gefangen fühlen. Sich selbst wehtun. Probleme mit der Kommunikation.
*Affirmation:* Ich kommuniziere liebevoll und mit Freude. Ich bin frei und sorge gut für mich.

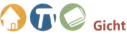 **Gicht**

*Räucherrezept:* Birke, Brennnessel, Löwenzahn, Beinwell, Rose, Esche, Ackerschachtelhalm, Wacholderbeere, Tausendgüldenkraut
*Mögliche seelische Ursache:* Mit dem Leben nicht zurechtkommen, aber zu stur sein, um um Hilfe zu bitten. Alles um sich dominieren wollen. Ungeduld.
*Affirmation:* Ich löse mich von alten Gedankenmustern und schaue positiv in die Zukunft. Ich finde in meinem Leben tiefe Erfüllung.

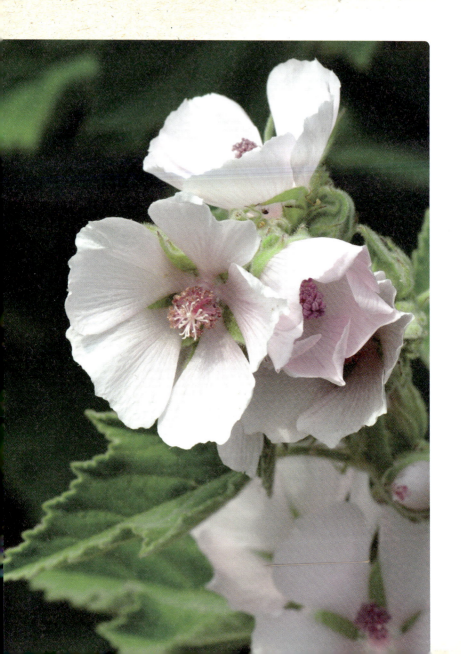

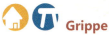 ### Grippe
***Räucherrezept:*** Schwarzer Holunder, Lindenblüte, Eibisch, Kamille, Lavendel, Myrte, Pfefferminze, Ringelblume
***Mögliche seelische Ursache:*** Man »wird gelebt« und versteckt sich im Dunkeln. Sich als Opfer sehen. Es wird alles zu viel. Immer wieder kleine Verletzungen einstecken müssen.
***Affirmation:*** Ich bin frei von allen Begrenzungen und lebe in Freiheit. Ich genieße das Leben und bin beschützt.

 ### Gürtelrose
***Räucherrezept:*** Hauswurz, Beinwell, Lavendel, Quendel, Salbei, Schafgarbe, Thymian, Weihrauch
***Mögliche seelische Ursache:*** Sich eingeengt fühlen und vor sich selbst fliehen wollen. Negative Gefühle und Situationen werden verdrängt.
***Affirmation:*** Ich vertraue auf den Prozess des Lebens. Alles ist gut in meiner Welt.

 ### Haarausfall
***Räucherrezept:*** Birkenblätter, Wegwarte, Brennnessel, Ackerschachtelhalm, Kalmus
***Mögliche seelische Ursache:*** Unnötige Lasten werden mitgeschleppt. Nach selbst verordneten strengen Regeln und Verpflichtungen leben. Es wird alles kontrolliert.
***Affirmation:*** Ich gebe mir die Erlaubnis, in Sicherheit und Freiheit zu leben. Ich lasse los und vertraue.

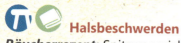

### Halsbeschwerden

*Räucherrezept:* Spitzwegerich, Salbei, Käsepappel, Odermennig, Eibisch

*Mögliche seelische Ursache:* Nicht anschauen wollen, was einen im Leben blockiert. Nicht für sich sprechen können. Eigene Bedürfnisse ignorieren. Hilferufe werden nicht gehört.

*Affirmation:* Mit Leichtigkeit spreche ich alles aus, was mir am Herzen liegt. Ich liebe und achte mich.

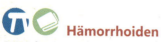

### Hämorrhoiden

*Räucherrezept:* Ringelblume, Himbeerblätter, Schafgarbe, Ackerschachtelhalm, Hirtentäschel, Kamille, Mariendistel

*Mögliche seelische Ursache:* Überaktivität dazu nutzen, der Wirklichkeit nicht ins Auge sehen zu müssen. Problem mit eigener Identität (wo gehöre ich hin?). Belastende Gefühle und Probleme nicht loslassen können.

*Affirmation:* Alles, was ich im Leben brauche, ist jederzeit für mich da, und ich nehme es dankend an.

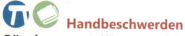

### Handbeschwerden

*Räucherrezept:* Käsepappel, Rosmarin, Goldrute, Holunder, schwarze Johannisbeere, Arnika

*Mögliche seelische Ursache:* Dualität wird nicht gelebt. Nur gute Gefühle werden zugelassen, die schlechten verdrängt. Geben und Nehmen sind nicht im Einklang. Sich nicht trauen, das Leben zu genießen.

*Affirmation:* Ich nehme alles Gute in meinem Leben dankbar an und genieße es, in Fülle zu leben. Ich freue mich über alle Erfahrungen.

### Harnwegserkrankungen

*Räucherrezept:* Brennnessel, Goldrute, Heidekraut, Liebstöckel, Holunder, Schafgarbe, Ackerschachtelhalm, Alantwurzel
*Mögliche seelische Ursache:* In sich selbst gefangen sein. Aggressivität kann nicht herausgelassen werden. Zusammenspiel von Körper und Seele fehlt.
*Affirmation:* Ich lasse all meine Begrenzungen los und liebe das Leben. Alles ist gut in meiner Welt.

 ### Hauterkrankungen

*Räucherrezept:* Ackerschachtelhalm, Spitzwegerich, Löwenzahn, Quendel, Kamille, Brennnessel, Ringelblume
*Mögliche seelische Ursache:* Aus der Haut fahren wollen. Etwas lässt sich nicht länger verdrängen. Das Gefühl haben, keine Aufmerksamkeit zu bekommen. Sich anderen gegenüber ausgeliefert fühlen.
*Affirmation:* Ich akzeptiere und liebe mich genau so, wie ich bin. In meinem Körper fühle ich mich sicher und geborgen.

 ### Heiserkeit

*Räucherrezept:* Spitzwegerich, Huflattich, Käsepappel, Eibisch, Kiefer, Quendel, Salbei
*Mögliche seelische Ursache:* Nicht an seine eigenen Kräfte glauben. Immer denken, die anderen machten es besser. Zu oft zugunsten anderer von seinem wahren Ich abweichen.
*Affirmation:* Ich bin stark und selbstständig. Ich bin glücklich und habe ein erfülltes Leben.

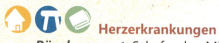 ### Herzerkrankungen
***Räucherrezept:*** Schafgarbe, Mistel, Bärlauch, Herzgespann, Weißdornknospen, Brennnessel, Lavendel, Liebstöckel
***Mögliche seelische Ursache:*** Einsamkeit und Mangel an Freude. Nach hinten schauen und nicht nach vorn. Belastungen aus der Vergangenheit nicht loslassen können. Fehlende Selbstliebe und Sicherheit. Kein Urvertrauen besitzen.
***Affirmation:*** Freude und Liebe erfüllen mein Herz. Ich bin eins mit meinem inneren Rhythmus.

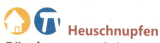 ### Heuschnupfen
***Räucherrezept:*** Spitzwegerich, Johannisbeerknospen, Brennnessel, Linde, Pestwurz
***Mögliche seelische Ursache:*** Talente und Fähigkeiten werden verdrängt oder gar nicht wahrgenommen. An festgefahrenen Mustern und Systemen wird festgehalten. Die Meinung der Außenwelt ist mehr wert als die eigene.
***Affirmation:*** Ich genieße es, in Fülle und Freiheit zu leben. Ich erkenne meine eigenen Talente und Fähigkeiten an.

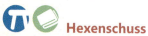 ### Hexenschuss
***Räucherrezept:*** Johanniskraut, Brennnessel, Odermennig, Arnika, Holunder, Kamille, Schafgarbe
***Mögliche seelische Ursache:*** Ständig Opfer sein müssen. Unnötige innere Lasten werden viel zu lange herumgeschleppt. Situationen krampfhaft aufrechterhalten.
***Affirmation:*** Ich lasse alles Belastende los. Jetzt hole ich mir meine Kraft zurück.

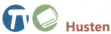 **Husten**
*Räucherrezept:* Fichtenharz, Schwarzer Holunder, Thymian, Lungenkraut, Huflattich, Eibisch, Käsepappel, Spitzwegerich
*Mögliche seelische Ursache:* Die Verantwortung für eigenes Leben wird abgegeben. Unterdrückung von Aggression. Etwas bleibt unausgesprochen, möchte aber gesagt werden.
*Affirmation:* Ich befreie mich von Altlasten und lasse los. Ich bin für mein Leben selbst verantwortlich.

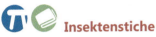 **Insektenstiche**
*Räucherrezept:* Spitzwegerich, Salbei, Anis, Holunder, Melisse, Eibisch
*Mögliche seelische Ursache:* Verletzbar sein. Die Welt als aggressiv wahrnehmen.
*Affirmation:* Ich bin sicher und geborgen. Ab sofort gestalte ich mein Leben liebevoll.

 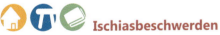 **Ischiasbeschwerden**
*Räucherrezept:* Johanniskraut, Teufelskralle, Brennnessel, Farnkraut, Mädesüß, Arnika, Rosmarin, Sternanis
*Mögliche seelische Ursache:* Einen inneren Krieg mit sich selbst führen. Ängste um Zukunft und finanzielle Schwierigkeiten. Etwas nervt schon lange.
*Affirmation:* Ich bin immer und überall beschützt. Ich verdiene das Beste und nehme es dankbar an.

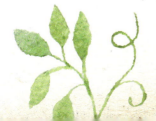

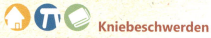 ### Kniebeschwerden
***Räucherrezept:*** Beinwell, Arnika, Fichte, Kampfer, Kiefer, Teufelskralle
***Mögliche seelische Ursache:*** Stures Ego wird ausgelebt. Zu stolz sein, sich zu beugen. Unflexibel sein und nicht vergeben können. Bei familiären Streitigkeiten »in die Knie gehen«.
***Affirmation:*** Ich vertraue meiner Intuition. Ich bin frei von inneren Zwängen und lebe in Leichtigkeit.

 ### Knochenerkrankungen
***Räucherrezept:*** Beinwell, Schafgarbe, Angelikawurzel, Arnika, Fichte, Kiefer, Rosmarin, Wacholder
***Mögliche seelische Ursache:*** Nicht mit beiden Füßen fest im Leben stehen. Sich stets angegriffen fühlen. Von Altlasten erdrückt werden.
***Affirmation:*** Ich bin stark und lebe im Gleichgewicht. Ich werde liebevoll getragen.

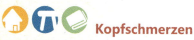 ### Kopfschmerzen
***Räucherrezept:*** Brennnessel, Schafgarbe, Ackerschachtelhalm, Weidenrinde, Gewürznelke, Faulbaumrinde, Mariendistel
***Mögliche seelische Ursache:*** Bewusstwerdung wird unterdrückt. Sich den Kopf zu oft »zerbrechen«. Zu viel Ehrgeiz. Kritik wird gegen einen selbst gerichtet. Zerrissen sein und getroffene Entscheidungen immer wieder anzuzweifeln.
***Affirmation:*** Ich fließe in Leichtigkeit mit dem Strom des Lebens. Ich bin entspannt und ausgeglichen.

### Krampfadern

***Räucherrezept:*** Löwenzahn, Giersch, Ackerschachtelhalm, Arnika, Hirtentäschel, Ringelblume, Salbei
***Mögliche seelische Ursache:*** Schwere Lasten tragen. Das Leben nicht in den Griff bekommen. Mehr müssen als dürfen.
***Affirmation:*** Ich befreie mich von Einschränkungen. Ich genieße ein gefühlvolles Leben.

### Krebs

***Räucherrezept:*** Ringelblume, Labkraut, Ackerschachtelhalm, Spitzwegerich, Kalmus, Mistel, Brennnessel, Schafgarbe
***Mögliche seelische Ursache:*** Akutes, nicht zu verarbeitendes Konflikterlebnis. Von seit Langem bestehendem Groll und Hass zerfressen werden. Es wuchern negative Gefühle. Innerlich oder äußerlich isoliert und verbittert leben. Eigene Bedürfnisse zugunsten der anderer Personen ignorieren. Reduzierter physischer und/oder psychischer Allgemeinzustand.
***Affirmation:*** Liebevoll vergebe und löse ich alles Vergangene. Ich fülle meine Welt mit Freude und Selbstvertrauen. Ich liebe und akzeptiere mich so, wie ich bin.

### Kreislaufbeschwerden

***Räucherrezept:*** Meisterwurz, Schafgarbe, Angelikawurzel, Arnika, Hirtentäschel, Holunder, Lavendel, Mistel, Myrrhe
***Mögliche seelische Ursache:*** Verantwortung ablehnen und antriebslos sein. Widerwillig und lustlos sein. Emotionen nicht ausdrücken können.
***Affirmation:*** Ich bin in jeder Lebenslage sicher und geborgen. Das Leben liebt und unterstützt mich zu jeder Zeit.

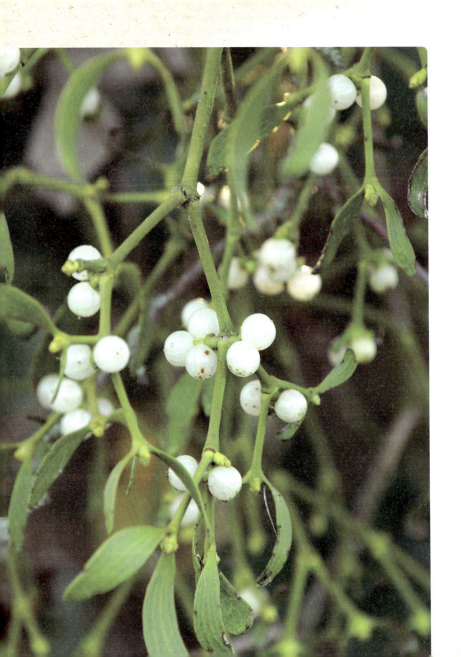

### 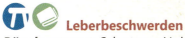 Leberbeschwerden

*Räucherrezept:* Schwarzer Holunder, Ringelblume, Löwenzahn, Spitzwegerich, Salbei, Brennnessel, Mariendistel, Kalmus
*Mögliche seelische Ursache:* Fehlendes Selbstwertgefühl. Sich nicht aus Abhängigkeiten lösen können. Eigene Kräfte und Emotionen werden unterdrückt.
*Affirmation:* Ich lasse alles Negative los und fühle mich sicher und geborgen. Ich wähle positive Gedanken und lasse Kritik hinter mir.

###  Lungenerkrankungen

*Räucherrezept:* Salbei, Thymian, Johanniskraut, Schafgarbe, Lungenkraut gefleckt, Mistel, Käsepappel, Zimtrinde, Lavendel
*Mögliche seelische Ursache:* Ignorieren der eigenen Bedürfnisse. Dem Umfeld widerwillig angepasst sein. Keine Luft zum Atmen haben. Man fühlt sich unverstanden.
*Affirmation:* Ich habe ein Recht, Raum für mich selbst zu beanspruchen. Ich erlaube mir, in Freude und innerem Reichtum zu leben.

###  Lymphsystemerkrankungen

*Räucherrezept:* Edelkastanie, Holunder, Käsepappel, Sauerklee, Ringelblume, Bockshornklee, Braunwurz
*Mögliche seelische Ursache:* Den Boden unter den Füßen nicht spüren. Liebe und Freude fehlen. Sich ohne Grund in eine Verteidigungsposition begeben.
*Affirmation:* Das Leben trägt mich. Ich entscheide mich, in Liebe und Freude zu leben.

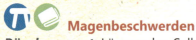

### Magenbeschwerden

*Räucherrezept:* Löwenzahn, Salbei, Ringelblume, Hirtentäschel, Kamille, Bärlapp, Tausendgüldenkraut, Angelikawurzel, Eibisch
*Mögliche seelische Ursache:* Unterdrückte Gefühlswelt. Vieles hinunterschlucken und schweigen. Nestwärme fehlt. Hektik auf allen Ebenen.
*Affirmation:* Ich öffne mein Leben für das Schöne und Gute und verarbeite all meine Lasten optimal. Alles ist in Frieden.

### Menstruationsbeschwerden

*Räucherrezept:* Frauenmantel, Schafgarbe, Hirtentäschel, Kamille, Thymian, Johanniskraut, Tausendgüldenkraut
*Mögliche seelische Ursache:* Zu viele Gedanken kreisen im Kopf herum. Kreativität wird unterdrückt. Ängste sitzen tief. Ablehnung der Weiblichkeit.
*Affirmation:* Ich liebe und akzeptiere mich so, wie ich bin. Ich fühle mich als Frau sicher und geborgen.

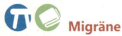

### Migräne

*Räucherrezept:* Lavendel, Mistel, Mutterkraut, Angelikawurzel, Johanniskraut, Lindenblüte, Mariendistel, Melisse, Salbei
*Mögliche seelische Ursache:* Stur an inneren Überzeugungen festhalten. Schuldgefühle und Wertlosigkeit sind stark ausgeprägt. Sexuelle Ängste.
*Affirmation:* Das Leben ist leicht und wertvoll und sorgt für alles, was ich brauche. Meine Ängste werden in Liebe verwandelt.

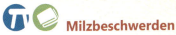 ### Milzbeschwerden
*Räucherrezept:* Brennnessel, Löwenzahn, Faulbaumrinde, Kalmus, Odermennig, Wegwarte, Mariendistel
*Mögliche seelische Ursache:* Bezug zu Grundbedürfnissen wurde verloren. Die Arbeit überwiegt stark gegenüber dem Vergnügen. An Gewohntem festhalten und keine Veränderung zulassen.
*Affirmation:* Ich lebe in Frieden, Liebe und Freude. Alte Gewohnheiten lasse ich los und mache Platz für Neues.

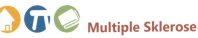 ### Multiple Sklerose
*Räucherrezept:* Frauenmantel, Beinwell, Hirtentäschel, Johanniskraut, Thymian, Lavendel, Nachtkerze, Pestwurz
*Mögliche seelische Ursache:* Große Ablehnung sich selbst gegenüber. Hartherzig und unnachgiebig sein. Sich auf der Erde nicht sicher fühlen. Nicht mit beiden Beinen auf dem Boden stehen.
*Affirmation:* Meine Gedanken sind liebevoll. Lebensenergie fließt harmonisch durch mich hindurch.

 ### Muskelerkrankungen
*Räucherrezept:* Hirtentäschel, Frauenmantel, Arnika, Ringelblume, Fichte, Johanniskraut, Lavendel, Rosmarin, Wacholder
*Mögliche seelische Ursache:* An Situationen im Leben krampfhaft festhalten. Alles wird rational erfasst. Durch Stress stark angespannt sein.
*Affirmation:* Ich liebe mich und lasse meinen Gefühlen freien Lauf. Entspannt und mit Freude gehe ich durchs Leben.

### Nackenbeschwerden
***Räucherrezept:*** Angelikawurzel, Arnika, Johanniskraut, Lavendel, Mädesüß, Beinwell,
***Mögliche seelische Ursache:*** Zu viel Stolz wird nach außen getragen – dahinter verbergen sich Unsicherheit und Fokus auf nicht so wichtige Dinge anstatt auf das Wesentliche.
***Affirmation:*** Ab sofort richte ich meine Aufmerksamkeit auf meine wahren Bedürfnisse. Ich bin bereit, mein Leben mit Harmonie und Liebe zu erfüllen.

 ### Nebenhöhlenerkrankungen
***Räucherrezept:*** Salbei, Thymian, Johanniskraut, Schafgarbe, Ackerschachtelhalm, Myrrhe, Fichte, Kamille, Kiefer
***Mögliche seelische Ursache:*** Schon zu lange »dienen«. Großen Ärger über nahestehende Person nicht verkraften. Gewohnheiten führen zum »Einrosten«.
***Affirmation:*** Ich finde in meinem Leben viele wunderbare Möglichkeiten, mich zu entfalten. Ich lebe in Harmonie mit meiner Umwelt.

 ### Nervenleiden
***Räucherrezept:*** Schafgarbe, Labkraut, Ehrenpreis, Johanniskraut, Brennnessel, Ringelblume, Holunder, Kalmus, Ackerschachtelhalm
***Mögliche seelische Ursache:*** Früher für andere viel getan haben, jetzt keine Anerkennung bekommen. Anerkennung im Außen suchen. Gern aus sich herausgehen wollen, aber in sich gefangen sein. Gestörte Kommunikation nach außen.
***Affirmation:*** Es geht mir gut, und ich öffne mich für harmonische Begegnungen. Ab sofort bestimme ich selbst, was gut für mich ist.

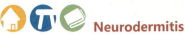 **Neurodermitis**

*Räucherrezept:* Quendel, Käsepappel, Ackerschachtelhalm, Nachtkerze, Stiefmütterchen, Gänseblümchen
*Mögliche seelische Ursache:* Sich vernachlässigt fühlen und Nähe brauchen. Im Leben fehlt Urvertrauen. »Explodieren« wollen, aber lieber einen Rückzieher machen, damit sich niemand darüber aufregt. »Aus seiner Haut fahren« wollen, es aber nicht tun.
*Affirmation:* Ich bin entschlossen, ab sofort meinen Gefühlen treu zu sein. Das Leben sorgt für mich, und ich werde reich beschenkt.

 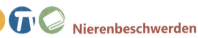 **Nierenbeschwerden**

*Räucherrezept:* Schwarzer Holunder, Ringelblume, Kalmus, Hirtentäschel, Brennnessel, Kleines Weidenröschen, Spitzwegerich, Odermennig, Ackerschachtelhalm
*Mögliche seelische Ursache:* Partnerschaften (auch Mutter-Kind- oder freundschaftliche Beziehungen) sind nicht in Harmonie. Nicht dankbar sein für das, was man im Leben erreicht hat. Immer den Mangel sehen.
*Affirmation:* Ich lasse alte Denkmuster los und begrüße alles Neue in meinem Leben. Ich bin sicher und geborgen.

 **Ohrenbeschwerden**

*Räucherrezept:* Huflattich, Ringelblume, Johanniskraut, Holunder, Schafgarbe, Ysop, Zitronenmelisse
*Mögliche seelische Ursache:* Zu wenig nach innen hören. Nicht offen sein für die innere Weisheit. Etwas nicht wissen wollen.
*Affirmation:* Ich nehme meine innere Stimme wahr und bedanke mich für die Impulse, die ich von ihr bekomme. Das Leben trägt mich, und ich bin dankbar dafür.

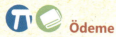 ### Ödeme

***Räucherrezept:*** Brennnessel, Wacholderbeere, Ackerschachtelhalm, Liebstöckel, Löwenzahn Gänseblümchen, Himbeerblätter

***Mögliche seelische Ursache:*** Das Leben fließt nicht wunschgemäß. »Gelebt werden.« Emotionen können nicht frei strömen.

***Affirmation:*** Ich fließe mit dem Strom des Lebens und vertraue darauf, dass ich zur richtigen Zeit das Richtige tue.

   ### Osteoporose

***Räucherrezept:*** Brombeere, wilde Yamswurzel, Bockshornklee, Traubensilberkerze, Stiefmütterchen

***Mögliche seelische Ursache:*** Gefühl, vom Leben keine Unterstützung zu erhalten. Sich anpassen, um dazuzugehören. Sich ständig als schlechter Mensch fühlen. Schuldgefühle. Keine Stabilität.

***Affirmation:*** Ich bin ein Teil des Universums und habe alles in mir, was ich für das Leben auf der Erde brauche. Alles ist gut in meiner Welt.

  ### Pilzerkrankungen

***Räucherrezept:*** Goldrute, Beifuß, Thymian, Kümmel, Ringelblume, Zitronenmelisse

***Mögliche seelische Ursache:*** Von anderen Menschen dominiert werden. Wut kann nicht herausgelassen werden. Im Mangel leben und sich selbst keinen Respekt einräumen.

***Affirmation:*** Ich lasse alle Gedanken und Gefühle los, die mich daran hindern, in Harmonie und Freude zu leben. Ich erlaube mir, in Fülle und Reichtum zu leben.

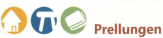 **Prellungen**

*Räucherrezept:* Arnika, Angelikawurzel, Beinwell, Fichte, Johanniskraut, Kiefer, Lavendel, Rosmarin
*Mögliche seelische Ursache:* Immer wieder auf dieselben Probleme stoßen. Notwendige Änderungen im Leben werden nicht durchgeführt.
*Affirmation:* Ich erhalte zur richtigen Zeit die notwendige Hilfe. Das Leben liebt und trägt mich.

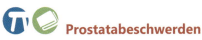 **Prostatabeschwerden**

*Räucherrezept:* Kleinblütiges Weidenröschen, Ackerschachtelhalm, Johannisbeerknospen, Brennnessel, Goldrute
*Mögliche seelische Ursache:* Maskulines Prinzip ist in Unordnung. Selbstachtung fehlt. Mangelnde Lust. Aufgrund seelischer Verletzungen wurden Mauern errichtet.
*Affirmation:* Ich lebe meine Männlichkeit in vollen Zügen aus und fühle mich befreit. Alles fließt, und ich freue mich auf ein harmonisches Leben.

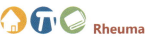 **Rheuma**

*Räucherrezept:* Birke, Fichtenharz, Brennnessel, Ehrenpreis, Odermennig, Ringelblume, Holunder, Kalmus, Ackerschachtelhalm, Weihrauch
*Mögliche seelische Ursache:* Viel Verbitterung und Groll wurden aufgestaut. Rachsucht nicht in den Griff bekommen. Unerträgliche Überlastung.
*Affirmation:* Ich lebe bewusst in Freude und Liebe. Ich strahle Harmonie und Frieden aus.

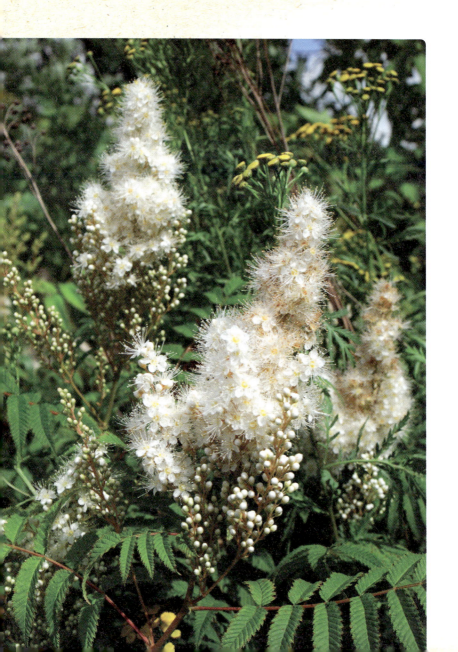

### Restless Legs (unruhige Beine)
*Räucherrezept:* Zitronenmelisse, Johanniskraut, Passionsblume, Lavendel, Baldrian
*Mögliche seelische Ursache:* Sich selbst in ein Gefängnis sperren. Lieber abwarten, als ein Risiko einzugehen. Ein innerer Kampf zwischen Kopf und Körper wird ausgefochten.
*Affirmation:* Ich bin in Sicherheit und spüre Frieden in mir. Ich lasse los und vertraue.

  ### Rückenschmerzen
*Räucherrezept:* Schafgarbe, Johanniskraut, Arnika, Holunder, Mädesüß, Sternanis, Angelikawurzel, Beinwell
*Mögliche seelische Ursache:* Zu viel Verantwortung und fehlende Unterstützung. Schuld und Frust werden zur großen Last. Das Leben nicht genießen können.
*Affirmation:* Es ist in meinem Leben für alles gesorgt, was ich brauche. Ich bin dankbar und vertraue.

 ### Schilddrüsenbeschwerden (allgemein)
*Räucherrezept:* Labkraut, Käsepappel, Ringelblume, Ackerschachtelhalm
*Mögliche seelische Ursache:* Meinen, dass man nie das bekommt, was man will. Von Einflüssen aus der Kindheit geprägt sein. Sich als Märtyrer fühlen.
*Affirmation:* Ich löse mich liebevoll von meiner Vergangenheit. All meine Beziehungen sind harmonisch.

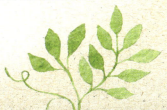

**Schilddrüsenüberfunktion**
*Räucherrezept:* Liebstöckel, Eiche, Mistel, Frauenmantel, Gundelrebe, Herzgespann, Wolfstrapp, Yamswurzel
*Mögliche seelische Ursache:* Ständig in Kampfbereitschaft sein. Sich unfähig fühlen und an sich zweifeln. Wütend auf sich selbst sein.
*Affirmation:* Ich bin dankbar für all meine Fähigkeiten und setze sie voll Demut ein. Ich lebe in Freude und Wertschätzung mir selbst gegenüber.

 **Schilddrüsenunterfunktion**
*Räucherrezept:* Herzgespann, Johanniskraut, Brunnenkresse, Quendel, Yamswurzel
*Mögliche seelische Ursache:* Flucht nach vorn antreten, um dadurch den Herausforderungen im Leben zu entfliehen. Jemand hindert einen daran, das Leben so zu führen, wie man es möchte.
*Affirmation:* Dort, wo ich bin, fühle ich mich sicher und geborgen. Ich nehme mein Leben selbst in die Hand.

 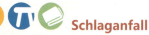 **Schlaganfall**
*Räucherrezept:* Mistel, Salbei, Ringelblume, Arnika, Lavendel, Stiefmütterchen, Schwarze Johannisbeere
*Mögliche seelische Ursache:* Lieber sterben, als sich zu verändern. Man ist kurz davor, zu »explodieren«. Emotionen nicht freien Lauf lassen können.
*Affirmation:* Ich bin einzigartig und gehe in Liebe und Sicherheit durch mein Leben. Ich erlaube mir, Emotionen zuzulassen.

### Schmerzen (allgemein)
*Räucherrezept:* Weidenrinde, Ringelblume, Arnika, Beinwell, Johanniskraut, Kamille, Königskerze, Pfefferminze, Thymian
*Mögliche seelische Ursache:* Etwas Aufgestautes kann nicht aufgearbeitet werden. Im Glauben leben, man verdiene eine Strafe. Sich selbst wehtun.
*Affirmation:* In meinem Leben ist alles im Fluss, und ich verdiene nur das Beste. Ich sorge liebevoll für mich.

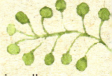

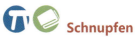 ### Schnupfen
*Räucherrezept:* Johanniskraut, Salbei, Schafgarbe, Spitzwegerich, Gundelrebe, Goldrute, Kamille, Pfefferminze, Holunder
*Mögliche seelische Ursache:* Von etwas die »Nase voll haben«. Etwas ist »in Fluss« gekommen. Natürliche Reinigung wird vollzogen.
*Affirmation:* Ich bin bereit, Veränderungen in meinem Leben zuzulassen. Alles ist gut in meiner Welt.

 ### Schuppenflechte
*Räucherrezept:* Käsepappel, Brennnessel, Ehrenpreis, Ringelblume, Schafgarbe, Birke, Wegwarte, Weihrauch
*Mögliche seelische Ursache:* Das Gefühl haben, zu kurz zu kommen. Suche nach Zuneigung. Im Schutzpanzer sitzen und abwarten, was kommt.
*Affirmation:* Dort, wo ich bin, ist alles heil und vollkommen. Ich entscheide mich, frei zu sein.

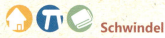 **Schwindel**

***Räucherrezept:*** Schafgarbe, Bärlauch, Ehrenpreis, Rosmarin, Angelikawurzel, Melisse, Pfefferminze

***Mögliche seelische Ursache:*** Sich im Schwebezustand befinden. Mangel an Selbstvertrauen. Realitätsverweigerung. Gedanken sind zerstreut.

***Affirmation:*** Ich stelle mich vertrauensvoll den Herausforderungen des Lebens. Ich bin wunderbar und glaube an meine Fähigkeiten.

 **Sodbrennen**

***Räucherrezept:*** Salbei, Eibisch, Pfefferminze, Brennnessel, Brombeere, Tausendgüldenkraut, Wacholder

***Mögliche seelische Ursache:*** In große Ängsten verstrickt sein. Der Mut zum Handeln fehlt. Eine einengende Struktur im Leben stößt »sauer« auf.

***Affirmation:*** Ich atme frei und spüre die Leichtigkeit in meinem Leben. Ich erlaube mir, meinen Gefühlen zu vertrauen.

 **Stoffwechselerkrankungen**

***Räucherrezept:*** Birke, Löwenzahn, Kalmus, Faulbaumrinde, Brennnessel, Wacholderbeere, Salbei

***Mögliche seelische Ursache:*** Sich verbiegen, um anderen einen Gefallen zu tun. Nicht im Gleichgewicht sein und sich nicht wichtig nehmen.

***Affirmation:*** Ich führe ein gesundes und glückliches Leben. Ich liebe und akzeptiere mich.

**Venenerkrankungen**

*Räucherrezept:* Ringelblume, Beinwell, Huflattich, Teufelskralle, Odermennig, Taubnessel, Spitzwegerich, Käsepappel, Arnika

*Mögliche seelische Ursache:* Große Frustration und Wut machen sich breit. Von Selbstzweifel besessen sein. Energie im Körper fließt nur ruckartig. Sich von anderen zurückgewiesen fühlen.

*Affirmation:* Ich erlaube mir, in Frieden und Freude zu leben. Ich liebe und akzeptiere mich.

 **Verdauungsbeschwerden**

*Räucherrezept:* Angelikawurzel, Kamille, Löwenzahn, Schafgarbe, Wegwarte, Tausendgüldenkraut, Rosmarin, Wacholderbeere, Pfefferminze

*Mögliche seelische Ursache:* Loslassen fällt in allen Lebensbereichen schwer. Geistig überfüttert sein. Ängstlich alles aufsaugen und nicht verdauen können.

*Affirmation:* Ich kann alle Erfahrungen in meinem Leben gut verdauen. Ich verwandle Angst in Liebe.

 **Verstauchungen**

*Räucherrezept:* Arnika, Johanniskraut, Ringelblume, Pestwurz, Beinwell, Eisenkraut, Melisse, Rosmarin, Salbei

*Mögliche seelische Ursache:* Sich weigern, im Leben in eine bestimmte Richtung zu gehen. Das eigene Ich steht zu wenig im Vordergrund. Zu wenig Rückgrat haben.

*Affirmation:* Ich bestimme mein Leben selbst. Ich habe ein neues Gefühl des Selbstwertes und Selbstvertrauens.

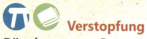 

### Verstopfung

***Räucherrezept:*** Brennnessel, Schafgarbe, Wegwarte, Fenchel, Angelikawurzel, Eibisch, Hirtentäschel, Löwenzahn, Mutterkraut

***Mögliche seelische Ursache:*** Ängste und Unsicherheiten werden nicht losgelassen. In der Vergangenheit gefangen sein. Sich selbst und auch anderen nichts gönnen.

***Affirmation:*** Das Leben fließt ungehindert durch mich hindurch. Ich lasse die Vergangenheit los, damit etwas Neues auf mich zukommen kann.

### Wechseljahresbeschwerden

***Räucherrezept:*** Frauenmantel, Johanniskraut, Salbei, Schafgarbe, Hirtentäschel, Mönchspfeffer, Rotklee, Traubensilberkerze

***Mögliche seelische Ursache:*** Angst, nicht mehr attraktiv und begehrt zu sein. Schutz vor unliebsamen Situationen im Außen suchen. Belastende Gewohnheiten aus Bequemlichkeit nicht loslassen können.

***Affirmation:*** Ich gehe jetzt gelassen durch den Wechsel in meinem Leben. Das Leben schenkt mir neue Erfüllung.

### Wirbelsäulenbeschwerden

***Räucherrezept:*** Salbei, Angelikawurzel, Arnika, Beinwell, Gänsefingerkraut, Johanniskraut, Weide

***Mögliche seelische Ursache:*** Sich vom Leben nicht unterstützt fühlen. Seelisches Gleichgewicht fehlt. In vielen Lebenssituationen »schwarzmalen«.

***Affirmation:*** Ich werde vom Leben getragen und beschützt. Ich bin stark und beweglich.

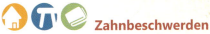

### Zahnbeschwerden

*Räucherrezept:* Blutwurz, Salbei, Tannenknospen, Kamille, Lavendel, Zitronenmelisse, Gewürznelken
*Mögliche seelische Ursache:* Nicht zu getroffenen Entscheidungen stehen. Nicht auf eigenen Beinen stehen. Sich aggressiv durchs Leben beißen.
*Affirmation:* Ich stehe zu meinen Entscheidungen und bin konsequent. Ich bin der Meister meines Lebens.

### Zahnfleischbluten

*Räucherrezept:* Blutwurz, Ackerschachtelhalm, Brombeere, Hirtentäschel, Salbei, Sanddorn
*Mögliche seelische Ursache:* Mangelnde Entscheidungsfreude. Das Leben verläuft nicht so, wie man es gern hätte. Nicht ausgelebte Aggression.
*Affirmation:* Ich erlaube mir, ohne Selbsteinschränkungen zu leben. Ich bin in Frieden mit mir selbst.

*Psychische Erkrankungen werde ich in meinem nächsten Buch beschreiben. Dort geht es natürlich auch um häufige Krankheiten wie z. B. Alzheimer, Demenz, Burn-out etc.*

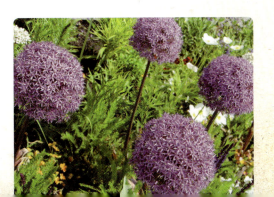

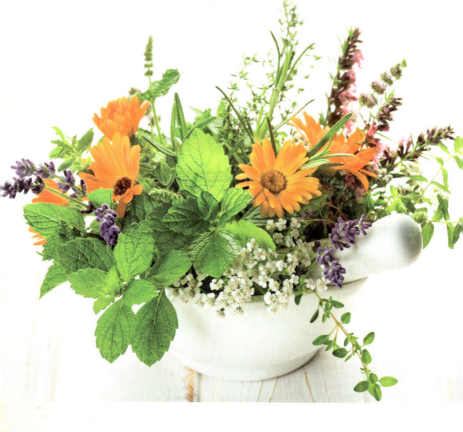

# Kräuterlexikon

Die folgenden Angaben beziehen sich ausschließlich auf das Räuchern und nicht auf andere mögliche Anwendungen. Alle hier angeführten Kräuter haben natürlich noch viele andere Einsatzmöglichkeiten, auf die ich hier jedoch nicht eingehe. **Bereiten Sie aus den Räucherrezepturen auch keinen Tee zu. Diese Zusammensetzung ist nur für die äußere Anwendung durch Räuchern gedacht.**

Es ist nicht sehr effektiv, nur eine Pflanze für ein Krankheitsbild zu verwenden. Deshalb finden Sie ab Seite 62 sehr sorgsam zusammengestellte Rezepturen.

**Wissenschaftliche Namen**
Blatt: folium
Blüte: flos
Frucht: fructus
Harze: resina
Knospen: gemmae
Kraut: herba
Rinde: cortex
Samen: semen
Sporen: pteridophyta
Wurzel: radix

Wenn Sie die Kräuter selbst pflücken und verarbeiten, achten Sie darauf, sie in der richtigen Mondphase zu ernten.

In jedem Mondkalender finden Sie die Symbole für die Erntetage.

*Blatttag*     *Blütetag*     *Fruchttag*     *Wurzeltag*

**Welche Pflanzenteile werden wann geerntet?**
Am Blatttag: Blatt, Kraut, Rinde
Am Blütetag: Blüte, Knospe
Am Fruchttag: Frucht, Samen, Sporen
Am Wurzeltag: Wurzel
Harze, wenn Oberfläche verhärtet ist

Sie können die Tage auch nach abnehmendem oder zunehmendem Mond bzw. nach Sternzeichen und Planeten berechnen. Für den Einstieg empfehle ich Ihnen aber, einfach einen Kalender zur Hand zu nehmen, in dem diese Tage mit Symbolen eingetragen sind.

### Trocknen

Trocknen Sie das Räucherwerk ausschließlich im Schatten, nicht in der direkten Sonne, am besten auf einer großen Kartonunterlage. Die Luft sollte zirkulieren können. Für die Anwendung zum Räuchern ist es empfehlenswert, die gepflückten Teile nicht übereinander zu trocknen, sondern nebeneinander. Es ist wichtig, dass sich kein Schimmel bildet, denn die Schimmelsporen wären dann im Räucherwerk und würden sich über die Hitze entfalten. Das ist ungesund. Außerdem geht es schneller, wenn die Kräuter, Harze oder Wurzeln einzeln aufgelegt werden.

Verräuchern Sie niemals feuchte Zutaten, da es sonst stinkt und auch sehr unansehnlicher schwarzer Rauch entsteht. Die Pflanzenstoffe entfalten sich zudem auch nicht so intensiv wie im getrockneten Zustand.

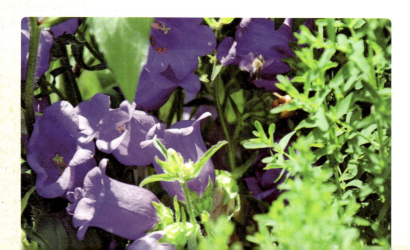

Benutzen Sie niemals chemisch behandelte Zutaten. Wenn z. B. Rosen im Sommer gegen Läuse gespritzt werden, sind alle diese chemischen Stoffe auch im Räucherwerk enthalten.

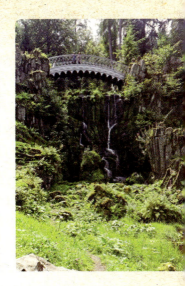

**In welchem Verhältnis sollen die Zutaten einer Rezeptur gemischt werden?**
Das Mischen der Zutaten sollte in erster Linie intuitiv erfolgen. Es sind keine Löffelmaße und auch keine Waage notwendig. Zu einer Überdosierung kann es bei den heimischen Kräutern nicht kommen, denn der Körper nimmt nur das auf, was er gerade benötigt. Vertrauen Sie sich selbst!

Hölzer, Wurzeln und Harze sind die Teile einer Mischung, die am kraftvollsten sind. Blüten, Blätter, Samen, Knospen, Kraut, Früchte werden in einer Mischung zu gleichen Teilen verwendet. Sollten Sie eine Lieblingspflanze in dieser Mischung haben und von dieser mehr dazugeben wollen, dann tun Sie es einfach. Das Bauchgefühl wird Ihnen genau sagen, was für Sie stimmt.

Als Faustregel kann man folgendes Mischverhältnis nehmen:
30 % Hölzer, Harze, Wurzeln, Rinde
70 % Blüten, Blätter, Samen, Knospen, Kraut, Früchte, Sporen

Meine Großmutter hätte an dieser Stelle gesagt: »Frag nicht, tu einfach. Du spürst ja, was passt.«

## LISTE ALLER RÄUCHERZUTATEN, DIE IN DIESEM BUCH ENTHALTEN SIND

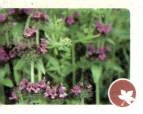

**Ackerminze** *Mentha arvensis*
***Verwendung zum Räuchern:*** Kraut
***Anwendungsmöglichkeiten:*** Fibromyalgie

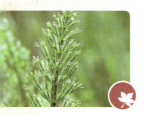

**Ackerschachtelhalm** *Equisetum arvense*
***Verwendung zum Räuchern:*** Kraut
***Anwendungsgebiete:*** Arterienverkalkung, Arthritis, Arthrose, Bandscheibenbeschwerden, Bauchspeicheldrüsenleiden, Beinbeschwerden, Blasenerkrankungen, Brusterkrankungen, Fußerkrankungen, Gelenkserkrankungen, Geschwüre, Gicht, Haarausfall, Hämorrhoiden, Harnwegserkrankungen, Hauterkrankungen, Kopfschmerzen, Krampfadern, Krebs, Nebenhöhlenerkrankungen, Nervenleiden, Neurodermitis, Nierenbeschwerden, Ödeme, Prostatabeschwerden, Rheuma, Schilddrüsenbeschwerden (allgemein), Zahnfleischbluten

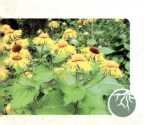

**Alant** *Inula helenium*
***Verwendung zum Räuchern:*** Wurzel
***Anwendungsmöglichkeiten:*** Arthritis, Bronchitis

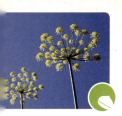

**Anis** *Pimpinella anisum L.*
***Verwendung zum Räuchern:*** Früchte
***Anwendungsmöglichkeiten:*** Blähungen, Insektenstiche

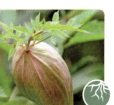

**Angelika** *Angelica archangelica L.*
***Verwendung zum Räuchern:*** Wurzel
***Anwendungsmöglichkeiten:*** Bandscheibenbeschwerden, Gallenerkrankungen, Knochenerkrankungen, Kreislaufbeschwerden, Magenbeschwerden, Migräne, Nackenbeschwerden, Prellungen, Rückenschmerzen, Schwindel, Verdauungsbeschwerden, Verstopfung, Wirbelsäulenbeschwerden

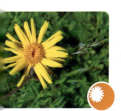

**Arnika** *Arnica montana L.*
***Verwendung zum Räuchern:*** Blüten
***Anwendungsmöglichkeiten:*** Arterienverkalkung, Arthritis, Augenleiden, Bandscheibenbeschwerden, Entzündungen, Gefäßerkrankungen, Handbeschwerden, Hexenschuss, Ischiasbeschwerden, Kniebeschwerden, Knochenerkrankungen, Krampfadern, Kreislaufbeschwerden, Muskelerkrankungen, Nackenbeschwerden, Prellungen, Rückenschmerzen, Schlaganfall, Schmerzen (allgemein), Venenerkrankungen, Verstauchungen, Wirbelsäulenbeschwerden

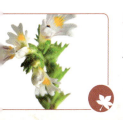

**Augentrost** *Euphrasia officinalis*
***Verwendung zum Räuchern:*** Kraut
Anwendungsmöglichkeiten: Augenleiden

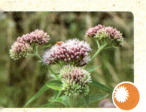

**Baldrian** *Valeriana officinale*
***Verwendung zum Räuchern:*** Blüten
***Anwendungsmöglichkeiten:*** Restless Legs

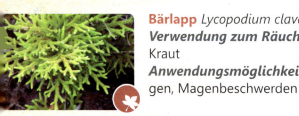

**Bärlapp** *Lycopodium clavatum*
***Verwendung zum Räuchern:*** Sporen und Kraut
***Anwendungsmöglichkeiten:*** Gefäßerkrankungen, Magenbeschwerden

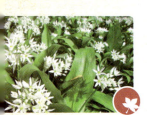

**Bärlauch** *Allium ursinum*
***Verwendung zum Räuchern:*** Blätter
***Anwendungsmöglichkeiten:*** Schwindel, Blutdruck (hoher), Herzerkrankungen

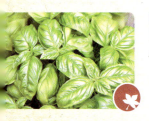

**Basilikum** *Ocimum basilicum*
***Verwendung zum Räuchern:*** Blätter
***Anwendungsmöglichkeiten:*** Blähungen

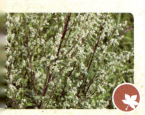

**Beifuß** *Artemisia vulgaris*
***Verwendung zum Räuchern:*** Kraut
***Anwendungsgebiete:*** Cholesterin (zu hohes), Gallenerkrankungen, Pilzerkrankungen

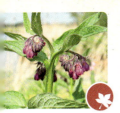

**Beinwell** *Symphytum officinale*
***Verwendung zum Räuchern:*** Blätter
***Anwendungsgebiete:*** Arthritis, Arthrose, Beinbeschwerden, Fußerkrankungen, Gelenkserkrankungen, Gicht, Gürtelrose, Kniebeschwerden, Knochenerkrankungen, Multiple Sklerose, Nackenbeschwerden, Prellungen, Rückenschmerzen, Schmerzen (allgemein), Venenerkrankungen, Verstauchungen, Wirbelsäulenbeschwerden

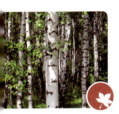

**Birke** *Betula alba*
***Verwendung zum Räuchern:*** Blätter, Knospen
***Anwendungsgebiete:*** Cholesterin (zu hohes), Diabetes, Fettleibigkeit (Adipositas), Gicht, Haarausfall, Rheuma, Schuppenflechte, Stoffwechselerkrankungen

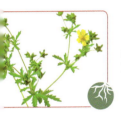

**Blutwurz** *Potentilla tormentilla*
***Verwendung zum Räuchern:*** Wurzel
***Anwendungsgebiete:*** Blutarmut, Durchfall, Zahnbeschwerden, Zahnfleischbluten

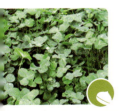

**Bockshornklee** *Trigonella foenum-graecum*
***Verwendung zum Räuchern:*** Samen
***Anwendungsgebiete:*** Lymphsystemerkrankungen, Osteoporose

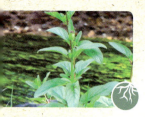

**Braunwurz** *Scrophularia nodosa*
***Verwendung zum Räuchern:*** Wurzel
***Anwendungsgebiete:*** Lymphsystemerkrankungen

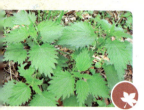

**Brennnessel** *Urtica dioica*
***Verwendung zum Räuchern:*** Blätter
***Anwendungsgebiete:*** Akne, Allergien, Darmerkrankungen, Gallenerkrankungen, Harnwegserkrankungen, Hexenschuss, Ischiasbeschwerden, Kopfschmerzen, Leberbeschwerden, Nervenleiden, Nierenbeschwerden, Prostata, Rheuma, Schuppenflechte, Sodbrennen, Stoffwechselerkrankungen, Verstopfung

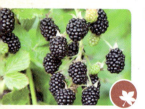

**Brombeere** *Rubus fruticosus*
***Verwendung zum Räuchern:*** Blätter
***Anwendungsgebiete:*** Diabetes, Osteoporose, Sodbrennen, Zahnfleischbluten

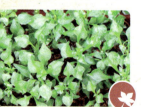

**Brunnenkresse** *Nasturtium officinale*
***Verwendung zum Räuchern:*** Blätter
***Anwendungsgebiete:*** Schilddrüsenunterfunktion

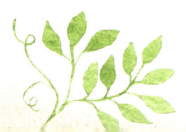

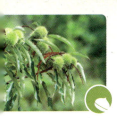

**Edelkastanie** *Castanea sativa*
***Verwendung zum Räuchern:*** Samen
***Anwendungsgebiete:*** Lymphsystemerkrankungen

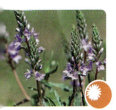

**Ehrenpreis** *Veronica officinalis*
***Verwendung zum Räuchern:*** Blüten
***Anwendungsgebiete:*** Arterienverkalkung, Cholesterin (zu hohes), Ekzeme, Nervenleiden, Rheuma, Schuppenflechte, Schwindel

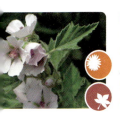

**Eibisch** *Althaea officinalis*
***Verwendung zum Räuchern:*** Blätter, Blüten
Ernten: Blätter am Blatttag, Blüten am Blütetag
***Anwendungsgebiete:*** Bronchitis, Drüsenerkrankungen, Grippe, Halsbeschwerden, Heiserkeit, Husten, Insektenstiche, Magenbeschwerden, Sodbrennen, Verstopfung

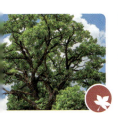

**Eiche** *Quercus robur*
***Verwendung zum Räuchern:*** Rinde
***Anwendungsgebiete:*** Schilddrüsenüberfunktion,

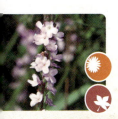

**Eisenkraut** *Verbena officinalis*
***Verwendung zum Räuchern:*** Blüten, Kraut
***Anwendungsgebiete:*** Blutarmut, Verstauchungen

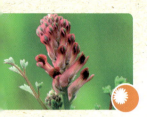

**Erdrauch** *Fumaria officinalis*
***Verwendung zum Räuchern:*** blühendes Kraut
***Anwendungsgebiete:*** Ekzeme

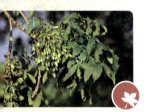

**Esche** *Fraxinus excelsior*
***Verwendung zum Räuchern:*** Rinde, Blätter
***Anwendungsgebiete:*** Gicht

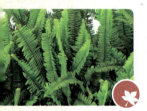

**Farnkraut** *Aspidium filix-mas*
***Verwendung zum Räuchern:*** Blätter
***Anwendungsgebiete:*** Ischiasbeschwerden

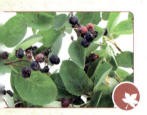

**Faulbaum** *Rhamnus frangula*
***Verwendung zum Räuchern:*** Rinde
***Anwendungsgebiete:*** Kopfschmerzen, Milzbeschwerden, Stoffwechselerkrankungen

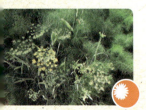

**Fenchel** *Foeniculum vulgare*
***Verwendung zum Räuchern:*** Blüte, Früchte
***Anwendungsgebiete:*** Asthma, Bauchschmerzen, Blähungen, Verstopfung

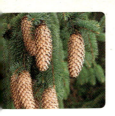

**Fichte** *Picea abies*
*Verwendung zum Räuchern:* Harz
Ernten, wenn Oberfläche verhärtet ist
*Anwendungsgebiete:* Husten, Kniebeschwerden, Knochenerkrankungen, Muskelerkrankungen, Nebenhöhlenerkrankungen, Prellungen, Rheuma

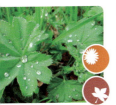

**Frauenmantel** *Alchemilla vulgaris*
*Verwendung zum Räuchern:* Blüte, Kraut
*Anwendungsgebiete:* Diabetes, Frauenleiden, Geschwüre, Menstruationsbeschwerden, Multiple Sklerose, Muskelerkrankungen, Schilddrüsenüberfunktion, Wechseljahresbeschwerden

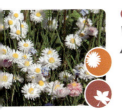

**Gänseblümchen** *Bellis perennis*
*Verwendung zum Räuchern:* Blätter, Blüten
*Anwendungsgebiete:* Neurodermitis, Ödeme

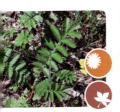

**Gänsefingerkraut** *Potentilla anserina*
*Verwendung zum Räuchern:* Blätter, Blüten
*Anwendungsgebiete:* Wirbelsäulenbeschwerden, Bauchschmerzen

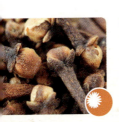

**Gewürznelke** *Syzygium aromaticum*
*Verwendung zum Räuchern:* Blütenknospen
*Anwendungsgebiete:* Kopfschmerzen, Zahnbeschwerden

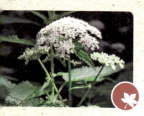

**Giersch** *Aegopodium podagraria*
***Verwendung zum Räuchern:*** Blätter
***Anwendungsgebiete:*** Krampfadern

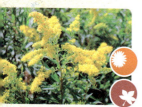

**Goldrute** *Solidago virgaurea*
***Verwendung zum Räuchern:*** Kraut, Blüten
***Anwendungsgebiete:*** Beinbeschwerden, Blasenerkrankungen, Darmerkrankungen, Handbeschwerden, Harnwegserkrankungen, Pilzerkrankungen, Prostatabeschwerden, Schnupfen

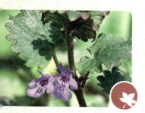

**Gundelrebe** *Glechoma hederacea*
***Verwendung zum Räuchern:*** Blätter
***Anwendungsgebiete:*** Schilddrüsenüberfunktion, Schnupfen

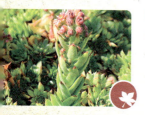

**Hauswurz** *Sempervivum tectorum*
***Verwendung zum Räuchern:*** Blätter
***Anwendungsgebiete:*** Gürtelrose

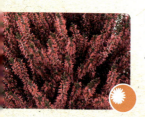

**Heidekraut** *Calluna vulgaris*
***Verwendung zum Räuchern:*** Blüten
***Anwendungsgebiete:*** Harnwegserkrankungen

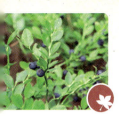

**Heidelbeere** *Vaccinium myrtillus*
***Verwendung zum Räuchern:*** Blätter
***Anwendungsgebiete:*** Durchfall

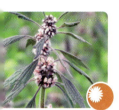

**Herzgespann** *Leonurus cardiaca*
***Verwendung zum Räuchern:*** Blüten
***Anwendungsgebiete:*** Frauenkrankheiten, Herzerkrankungen, Schilddrüsenüberfunktion, Schilddrüsenunterfunktion

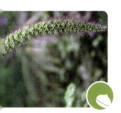

**Hirse** *Panicum miliaceum L.*
***Verwendung zum Räuchern:*** Samen
***Anwendungsgebiete:*** Arthrose

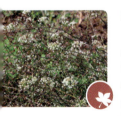

**Hirtentäschel** *Capsella bursa-pastoris*
***Verwendung zum Räuchern:*** Kraut
***Anwendungsgebiete:*** Blasenerkrankungen, Blutdruck (niedriger), Blutdruck (hoher), Brusterkrankungen, Darmerkrankungen, Frauenleiden, Gefäßerkrankungen, Hämorrhoiden, Krampfadern, Kreislaufbeschwerden, Menstruationsbeschwerden, Multiple Sklerose, Muskelerkrankungen, Nierenbeschwerden, Verstopfung, Wechseljahresbeschwerden, Zahnfleischbluten

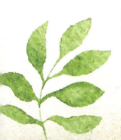

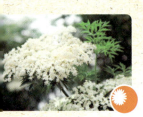

### Holunder *Sambucus nigra*
***Verwendung zum Räuchern:*** Blüten
***Anwendungsgebiete:*** Beinbeschwerden, Bronchitis, Erkältung, Fieber, Grippe, Handbeschwerden, Harnwegserkrankungen, Hexenschuss, Husten, Insektenstiche, Kreislaufbeschwerden, Leberbeschwerden, Lymphsystemerkrankungen, Nervenleiden, Nierenbeschwerden, Ohrenbeschwerden, Rheuma, Rückenschmerzen, Schnupfen

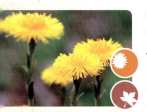

### Huflattich *Tussilago farfara*
***Verwendung zum Räuchern:*** Blätter, Blüten
***Anwendungsgebiete:*** Asthma, Bronchitis, Fieber, Fußerkrankungen, Geschwüre, Heiserkeit, Husten, Ohrenbeschwerden, Venenerkrankungen

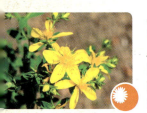

### Johanniskraut *Hypericum perforatum*
***Verwendung zum Räuchern:*** Knospen, Blüten
***Anwendungsgebiete:*** Arthritis, Bronchitis, Hexenschuss, Drüsenerkrankungen, Fieber, Ischiasbeschwerden, Lungenerkrankungen, Menstruationsbeschwerden, Migräne, Multiple Sklerose, Muskelerkrankungen, Nackenbeschwerden, Nebenhöhlenerkrankungen, Nervenleiden, Ohrenbeschwerden, Prellungen, Restless Legs, Rückenschmerzen, Schilddrüsenunterfunktion, Schmerzen (allgemein), Schnupfen, Verstauchungen, Wechseljahresbeschwerden, Wirbelsäulenbeschwerden

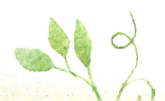

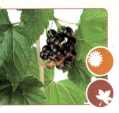

**Johannisbeere (Schwarze)** *Ribes nigrum*
*Verwendung zum Räuchern:* Blätter, Knospen
*Anwendungsgebiete:* Handbeschwerden, Schlaganfall

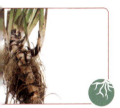

**Kalmus** *Acorus calamus*
*Verwendung zum Räuchern:* Wurzel
*Anwendungsgebiete:* Augenleiden, Bauchspeicheldrüsenleiden, Blähungen, Drüsenerkrankungen, Durchfall, Frauenleiden, Gallenerkrankungen, Haarausfall, Krebs, Leberbeschwerden, Milzbeschwerden, Nervenleiden, Nierenbeschwerden, Rheuma, Stoffwechselerkrankungen

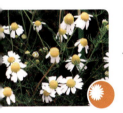

**Kamille** *Matricaria chamomilla*
*Verwendung zum Räuchern:* Blüte
*Anwendungsgebiete:* Asthma, Augenleiden, Blähungen, Durchfall, Entzündungen, Fieber, Frauenleiden, Gesichtsschmerzen (Neuralgie), Grippe, Hämorrhoiden, Hauterkrankungen, Hexenschuss, Magenbeschwerden, Menstruationsbeschwerden, Nebenhöhlenerkrankungen, Schmerzen (allgemein), Schnupfen, Verdauungsbeschwerden, Zahnbeschwerden

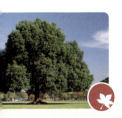

**Kampfer** *Cinnamomum camphora*
*Verwendung zum Räuchern:* Pulver (wird durch Wasserdampfdestillation und Kristallisation aus Pflanzenteilen gewonnen)
*Anwendungsgebiete:* Kniebeschwerden

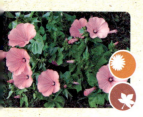

**Käsepappel (Malve)** *Malva neglecta*
***Verwendung zum Räuchern:*** Blüten, Blätter
***Anwendungsgebiete:*** Allergien, Darmerkrankungen, Entzündungen, Fußerkrankungen, Geschwüre, Halsbeschwerden, Handbeschwerden, Heiserkeit, Husten, Lungenerkrankungen, Lymphsystemerkrankungen, Neurodermitis, Schilddrüsenbeschwerden (allgemein), Schuppenflechte, Venenerkrankungen

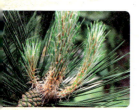

**Kiefer** *Pinus silvestris*
***Verwendung zum Räuchern:*** Harz
Ernten, wenn Oberfläche verhärtet ist
***Anwendungsgebiete:*** Heiserkeit, Kniebeschwerden, Knochenerkrankungen, Nebenhöhlenerkrankungen, Prellungen

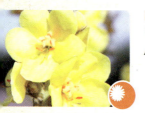

**Königskerze** *Verbascum thapsiforme*
***Verwendung zum Räuchern:*** Blüten
***Anwendungsgebiete:*** Schmerzen (allgemein)

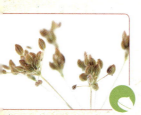

**Kümmel** *Carum carvi*
***Verwendung zum Räuchern:*** Früchte (Samen)
***Anwendungsgebiete:*** Bauchschmerzen, Pilzerkrankungen

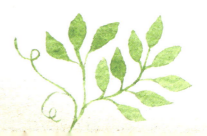

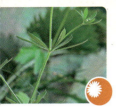

**Labkraut** *Galium aparine*
***Verwendung zum Räuchern:*** Blüten
***Anwendungsgebiete:*** Frauenkrankheiten, Krebs, Nervenleiden, Schilddrüsenbeschwerden (allgemein)

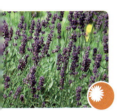

**Lavendel** *Lavandula officinalis*
***Verwendung zum Räuchern:*** Blüten
***Anwendungsgebiete:*** Asthma, Augenleiden, Blähungen, Blutdruck (hoher), Fibromyalgie, Gesichtsschmerzen (Neuralgie), Grippe, Gürtelrose, Herzerkrankungen, Kreislaufbeschwerden, Lungenerkrankungen, Migräne, Multiple Sklerose, Muskelerkrankungen, Nackenbeschwerden, Prellungen, Restless Legs, Schlaganfall, Zahnbeschwerden

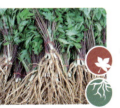

**Liebstöckel** *Levisticum officinale*
***Verwendung zum Räuchern:*** Wurzel, Blätter
***Anwendungsgebiete:*** Beinbeschwerden, Harnwegserkrankungen, Herzerkrankungen, Ödeme, Schilddrüsenüberfunktion

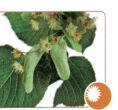

**Linde** *Tilia grandifolia*
***Verwendung zum Räuchern:*** Blüten, Knospen
***Anwendungsgebiete:*** Erkältung, Gesichtsschmerzen (Neuralgie), Grippe, Heuschnupfen, Migräne

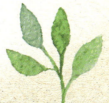

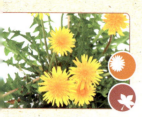

**Löwenzahn** *Taraxacum officinale*
***Verwendung zum Räuchern:*** Blätter und Blüte
***Anwendungsgebiete:*** Akne, Bauchschmerzen, Cholesterin (zu hohes), Darmerkrankungen, Diabetes, Drüsenerkrankungen, Fettleibigkeit (Adipositas), Gallenerkrankungen, Gicht, Hauterkrankungen, Krampfadern, Leberbeschwerden, Magenbeschwerden, Milzbeschwerden, Ödeme, Stoffwechselerkrankungen, Verdauungsbeschwerden, Verstopfung

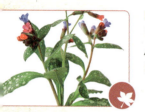

**Lungenkraut** *Pulmonaria officinalis*
***Verwendung zum Räuchern:*** Kraut
***Anwendungsgebiete:*** Husten, Lungenerkrankungen

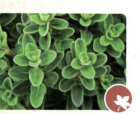

**Majoran** *Origanum majorana*
***Verwendung zum Räuchern:*** Kraut
***Anwendungsgebiete:*** Blutdruck (hoher)

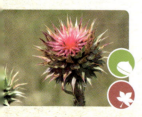

**Mariendistel** *Carduus marianus*
***Verwendung zum Räuchern:*** Kraut und Früchte
***Anwendungsgebiete:*** Hämorrhoiden, Kopfschmerzen, Leberbeschwerden, Migräne, Milzbeschwerden

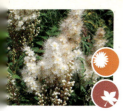

### Mädesüß (»natürliches Aspirin«)
*Filipendula ulmaria*
***Verwendung zum Räuchern:*** Blüten, Blätter
***Anwendungsgebiete:*** Bandscheibenbeschwerden, Ischiasbeschwerden, Nackenbeschwerden, Rückenschmerzen, Arthrose

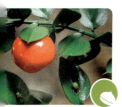

### Mäusedorn *Ruscus aculeatus L.*
***Verwendung zum Räuchern:*** Wurzel
***Anwendungsgebiete:*** Beinbeschwerden

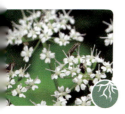

### Meisterwurz (»heimischer Ginseng«)
*Peucedanum ostruthium*
***Verwendung zum Räuchern:*** Wurzel
***Anwendungsgebiete:*** Fieber, Kreislaufbeschwerden

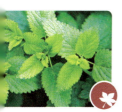

### Melisse *Melissa officinalis*
***Verwendung zum Räuchern:*** Blätter
***Anwendungsgebiete:*** Migräne, Schwindel, Verstauchungen, Blutdruck (hoher), Insektenstiche

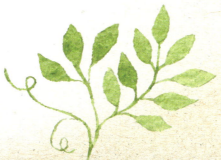

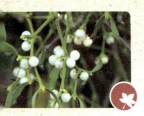

**Mistel** *Viscum album*
***Verwendung zum Räuchern:*** Blätter
***Anwendungsgebiete:*** Arterienverkalkung, Bauchspeicheldrüsenleiden, Blutdruck (niedriger), Bronchitis, Diabetes, Frauenleiden, Herzerkrankungen, Krebs, Kreislauferkrankungen, Lungenerkrankungen, Migräne, Schilddrüsenüberfunktion, Schlaganfall

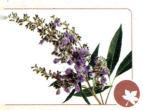

**Mönchspfeffer** *Vitex agnus castus*
***Verwendung zum Räuchern:*** Blätter
***Anwendungsgebiete:*** Wechseljahresbeschwerden

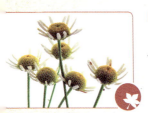

**Mutterkraut** *Tanacetum parthenium*
***Verwendung zum Räuchern:*** Blätter
***Anwendungsgebiete:*** Migräne, Verstopfung

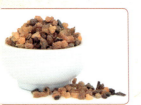

**Myrrhe** *Commiphora molmol*
***Verwendung zum Räuchern:*** Harz
Ernten, wenn Oberfläche verhärtet ist
***Anwendungsgebiete:*** Kreislaufbeschwerden, Nebenhöhlenerkrankungen

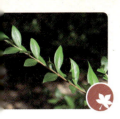

**Myrte** *Myrtus communis*
*Verwendung zum Räuchern:* Blätter
*Anwendungsgebiete:* Grippe

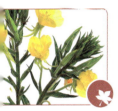

**Nachtkerze** *Oenothera biennis*
*Verwendung zum Räuchern:* Blätter
*Anwendungsgebiete:* Brusterkrankungen, Multiple Sklerose, Neurodermitis

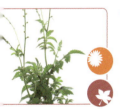

**Odermennig** *Agrimonia eupatoria*
*Verwendung zum Räuchern:* Kraut, Blüten
*Anwendungsgebiete:* Blasenerkrankungen, Blutarmut, Halsbeschwerden, Hexenschuss, Milzbeschwerden, Nierenbeschwerden, Rheuma, Venenerkrankungen

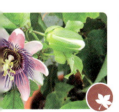

**Passionsblume** *Passiflora incarnata*
*Verwendung zum Räuchern:* Kraut
*Anwendungsgebiete:* Gesichtsschmerzen (Neuralgie), Restless Legs

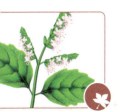

**Patschuli** *Pogostemon cablin*
*Verwendung zum Räuchern:* Blätter
*Anwendungsgebiete:* Allergien

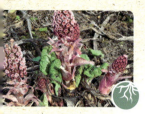

**Pestwurz** *Petasites hybridus*
***Verwendung zum Räuchern:*** Wurzel
***Anwendungsgebiete:*** Brusterkrankungen, Heuschnupfen, Multiple Sklerose, Verstauchungen

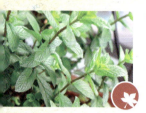

**Pfefferminze** *Mentha piperita*
***Verwendung zum Räuchern:*** Blätter
***Anwendungsgebiete:*** Bauchschmerzen, Fieber, Grippe, Schmerzen, Schnupfen, Schwindel, Sodbrennen, Verdauungsbeschwerden

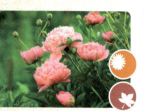

**Pfingstrose** *Paeonia officinalis*
***Verwendung zum Räuchern:*** Blätter, Blüten
***Anwendungsgebiete:*** Bandscheibenbeschwerden

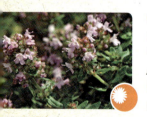

**Quendel** *Thymus pulegioides –
wilde Form des Thymian*
***Verwendung zum Räuchern:*** blühendes Kraut
***Anwendungsgebiete:*** Gürtelrose, Hauterkrankungen, Heiserkeit, Neurodermitis, Schilddrüsenunterfunktion

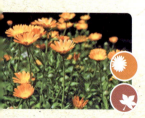

**Ringelblume** *Calendula officinalis*
***Verwendung zum Räuchern:*** Blüten, Blätter
***Anwendungsgebiete:*** Arterienverkalkung (Arteriosklerose), Arthritis, Asthma, Augenleiden, Bauchspeicheldrüsenleiden, Bronchitis, Brusterkrankungen, Darmerkrankungen, Drü-

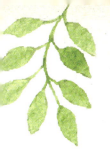

senerkrankungen, Durchfall, Entzündungen, Fußerkrankungen, Gallenerkrankungen, Gelenkserkrankungen, Geschwüre, Grippe, Hauterkrankungen, Hämorrhoiden, Krampfadern, Krebs, Leberbeschwerden, Lymphsystemerkrankungen, Magenbeschwerden, Muskelerkrankungen, Nervenleiden, Nierenbeschwerden, Ohrenbeschwerden, Pilzerkrankungen, Rheuma, Schilddrüsenbeschwerden (allgemein), Schlaganfall, Schmerzen (allgemein), Schuppenflechte, Venenerkrankungen, Verstauchungen

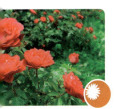

**Rose** *Rosa centifolia*
***Verwendung zum Räuchern:*** Blüten
***Anwendungsgebiete:*** Gicht

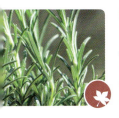

**Rosmarin** *Rosmarinus officinalis*
***Verwendung zum Räuchern:*** Blätter
***Anwendungsgebiete:*** Arthritis, Bauchschmerzen, Beinbeschwerden, Blutarmut, Blutdruck (niedriger), Gesichtsschmerzen (Neuralgie), Handbeschwerden, Ischiasbeschwerden, Knochenerkrankungen, Muskelerkrankungen, Prellungen, Schwindel, Verdauungsbeschwerden, Verstauchungen

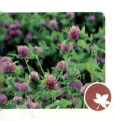

**Rotklee** *Trifolium pratense*
***Verwendung zum Räuchern:*** Kraut
***Anwendungsgebiete:*** Wechseljahresbeschwerden

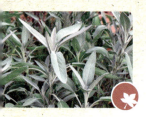

**Salbei** *Salvia officinalis*
*Verwendung zum Räuchern:* Blätter
*Anwendungsgebiete:* Akne, Bandscheibenbeschwerden, Blutdduck (niedriger), Darmerkrankungen, Drüsenerkrankungen, Durchfall, Entzündungen, Erkältung, Gürtelrose, Halsbeschwerden, Heiserkeit, Insektenstiche, Krampfadern, Leberbeschwerden, Lungenerkrankungen, Magenbeschwerden, Migräne, Nebenhöhlenerkrankungen, Schlaganfall, Schnupfen, Sodbrennen, Stoffwechselerkrankungen, Verstauchungen, Wechseljahresbeschwerden, Wirbelsäulenbeschwerden, Zahnbeschwerden, Zahnfleischbluten

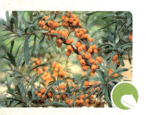

**Sanddorn** *Hippophae rhamnoides*
*Verwendung zum Räuchern:* Samen
*Anwendungsgebiete:* Zahnfleischbluten

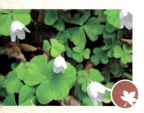

**Sauerklee** *Oxalis acetosella*
*Verwendung zum Räuchern:* Blätter
*Anwendungsgebiete:* Lymphsystemerkrankungen

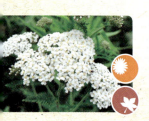

**Schafgarbe** *Achillea millefolium*
*Verwendung zum Räuchern:* Blüten, Kraut
*Anwendungsgebiete:* Akne, Augenleiden, Blasenerkrankungen, Erkältung, Gefäßerkrankungen, Gürtelrose, Hämorrhoiden, Harnwegs-

erkrankungen, Herzerkrankungen, Hexenschuss, Knochenerkrankungen, Kopfschmerzen, Krebs, Kreislaufbeschwerden, Lungenerkrankungen, Menstruationsbeschwerden, Nebenhöhlenerkrankungen, Nervenleiden, Ohrenbeschwerden, Rückenschmerzen, Schnupfen, Schuppenflechte, Schwindel, Verdauungsbeschwerden, Verstopfung, Wechseljahresbeschwerden,

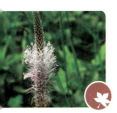

**Spitzwegerich** *Plantago lanceolata*
***Verwendung zum Räuchern:*** Kraut
***Anwendungsgebiete:*** Asthma, Blasenerkrankungen, Bronchitis, Drüsenerkrankungen, Durchfall, Fußerkrankungen, Geschwüre, Halsbeschwerden, Hauterkrankungen, Heiserkeit, Heuschnupfen, Husten, Insektenstiche, Krebs, Leberbeschwerden, Nierenbeschwerden, Schnupfen, Venenerkrankungen,

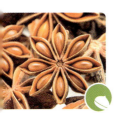

**Sternanis** *Illicium verum*
***Verwendung zum Räuchern:*** Früchte
***Anwendungsgebiete:*** Fibromyalgie, Ischiasbeschwerden, Rückenschmerzen, Bandscheibenbeschwerden

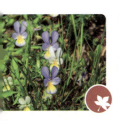

**Stiefmütterchen (Acker-, wildes)** *Viola tricolor*
***Verwendung zum Räuchern:*** Blätter
***Anwendungsgebiete:*** Arterienverkalkung, Ekzeme, Neurodermitis, Osteoporose, Schlaganfall

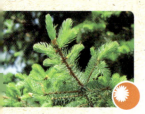

**Tanne** *Abies alba*
***Verwendung zum Räuchern:*** Knospen
***Anwendungsgebiete:*** Zahnbeschwerden

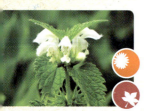

**Taubnessel (Weiße)** *Lamium album*
***Verwendung zum Räuchern:*** Blüten, Kraut
***Anwendungsgebiete:*** Venenerkrankungen

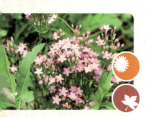

**Tausendgüldenkraut** *Centaurium erythraea*
***Verwendung zum Räuchern:*** Blüten, Blätter
***Anwendungsgebiete:*** Bauchspeicheldrüsenleiden, Blähungen, Blutarmut, Fieber, Gallenerkrankungen, Gicht, Magenbeschwerden, Menstruationsbeschwerden, Sodbrennen, Verdauungsbeschwerden

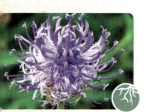

**Teufelskralle** *Harpagophytum procumbens*
***Verwendung zum Räuchern:*** Wurzel
***Anwendungsgebiete:*** Ischiasbeschwerden, Kniebeschwerden, Venenerkrankungen

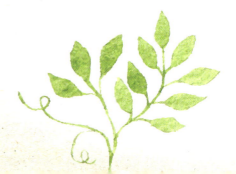

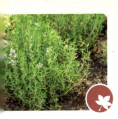
**Thymian** *Thymus vulgaris*
*Verwendung zum Räuchern:* Blätter
*Anwendungsgebiete:* Asthma, Blähungen, Blutdruck (niedriger), Erkältung, Fieber, Gürtelrose, Husten, Lungenerkrankungen, Menstruationsbeschwerden, Multiple Sklerose, Nebenhöhlenerkrankungen, Pilzerkrankungen, Schmerzen (allgemein)

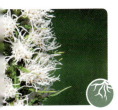
**Traubensilberkerze** *Cimicifuga racemosa*
*Verwendung zum Räuchern:* Wurzel
*Anwendungsgebiete:* Asthma, Brusterkrankungen, Fibromyalgie, Fieber, Osteoporose, Wechseljahresbeschwerden

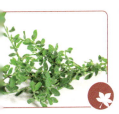
**Vogelknöterich** *Polygonum aviculare*
*Verwendung zum Räuchern:* Kraut
*Anwendungsgebiete:* Durchfall

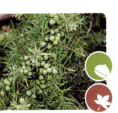
**Wacholder** *Juniperus communis*
*Verwendung zum Räuchern:* Beeren, Holz
*Anwendungsgebiete:* Arthritis, Arthrose, Blasenerkrankungen, Blutdruck (niedriger), Ekzeme, Gicht, Knochenerkrankungen, Muskelerkrankungen, Ödeme, Sodbrennen, Stoffwechselerkrankungen, Verdauungsbeschwerden

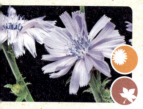

**Wegwarte** *Cichorium intybus*
***Verwendung zum Räuchern:*** Blüten, Blätter
***Anwendungsgebiete:*** Darmerkrankungen, Haarausfall, Milzbeschwerden, Schuppenflechte, Verdauungsbeschwerden, Verstopfung

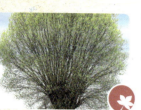

**Weide** *Salix alba*
***Verwendung zum Räuchern:*** Rinde, Blätter
***Anwendungsgebiete:*** Gelenkserkrankungen, Kopfschmerzen, Schmerzen (allgemein), Wirbelsäulenbeschwerden

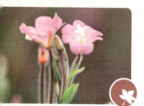

**Weidenröschen (Kleinblütiges)**
*Epilobium parviflorum*
***Verwendung zum Räuchern:*** Kraut
***Anwendungsgebiete:*** Akne, Blasenerkrankungen, Durchfall, Nierenbeschwerden, Prostatabeschwerden

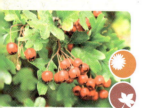

**Weißdorn** *Crataegus monogyna*
***Verwendung zum Räuchern:*** Knospen, Blätter
***Anwendungsgebiete:*** Herzerkrankungen

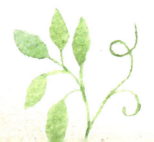

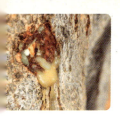

**Weihrauch** *Boswellia sacra*
*Verwendung zum Räuchern:* Harz
Ernten, wenn Oberfläche verhärtet ist
*Anwendungsgebiete:* Allergien, Akne, Asthma, Bauchspeicheldrüsenleiden, Darmerkrankungen, Entzündungen, Gelenkserkrankungen, Gürtelrose, Rheuma, Schuppenflechte

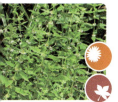

**Wolfstrapp** *Lycopus europaeus*
*Verwendung zum Räuchern:* Blüten, Blätter
*Anwendungsgebiete:* Schilddrüsenüberfunktion

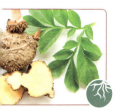

**Yams (wilde)** *Dioscorea villosa*
*Verwendung zum Räuchern:* Wurzel
*Anwendungsgebiete:* Gesichtsschmerzen (Neuralgie), Osteoporose, Schilddrüsenüberfunktion, Schilddrüsenunterfunktion

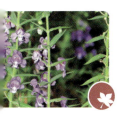

**Ysop** *Hyssopus officinalis*
*Verwendung zum Räuchern:* Kraut
*Anwendungsgebiete:* Ohrenbeschwerden

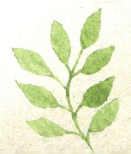

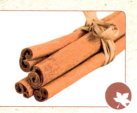

**Zimtrinde** *Cinnamomum zeylanicum*
***Verwendung zum Räuchern:*** Rinde
***Anwendungsgebiete:*** Lungenerkrankungen

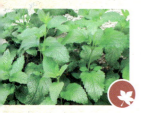

**Zitronenmelisse** *Melissa officinalis L.*
***Verwendung zum Räuchern:*** Kraut
***Anwendungsgebiete:*** Blähungen, Ohrenbeschwerden, Pilzerkrankungen, Restless Legs, Zahnbeschwerden

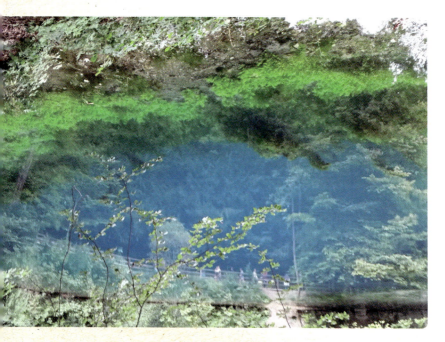

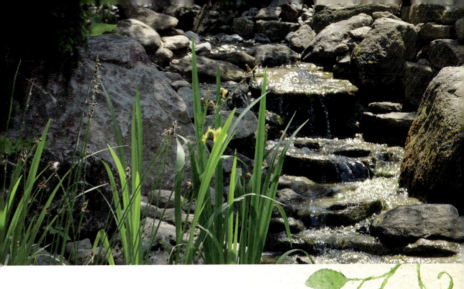

# Nachwort

Das Werk ist vollbracht. Von Ende Mai dieses Jahres bis Anfang Oktober hab ich daran gearbeitet. Ich bin der Meinung, es ist ein einzigartiges und sehr einfach geschriebenes Buch geworden, so wie auch mein erstes Buch »Die Räucherin«.

Ich möchte Sie animieren, ohne Berührungsangst an das Räuchern heranzugehen und einfach das zu tun, was intuitiv für Sie richtig ist. Wenn es sich gut anfühlt, dann ist es auch gut. Mit dem Räuchern wird auch die Intuition für andere Bereiche des Lebens geweckt, was gerade in der heutigen Zeit so wichtig ist, denn viele Menschen lassen sich ausschließlich vom Kopf steuern. Wir sind aber nicht nur der Kopf. Körper, Geist und Seele gehören untrennbar zusammen. Räuchern ist auch eine Auszeit für die Seele, und in der Ruhe kann man besser auf den Bauch hören.

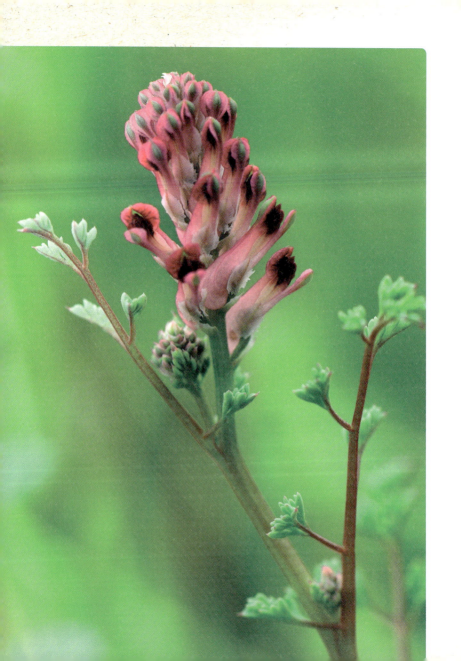

Lassen Sie sich einfach auf das Räuchern ein, und Sie werden staunen, wie vielfältig es einsetzbar ist.

Ich habe mir vorgenommen, für die häufigsten Krankheiten die Räuchermischungen anzubieten, damit Sie diejenigen erwerben können, die Sie nicht selbst zusammenstellen können. Im Laufe der Zeit werde ich mein Angebot um diejenigen erweitern, die am häufigsten nachgefragt werden. Darüber können Sie sich auf meiner Homepage informieren. Die Kontaktdaten finden Sie im Anschluss.

Herzlich bedanken möchte ich mich für die Unterstützung durch Familie Aitzetmüller sowie bei meinem Seelenpartner Rolf, der mir vor allem beim Bildmaterial sehr geholfen hat.

Danke an den Schirner Verlag mit seinen kreativen Mitarbeitern, die es ermöglicht haben, dass dieses Buch so toll gestaltet wurde.

Ich freue mich schon sehr auf viele persönliche Begegnungen und Erfahrungsberichte. Beim ersten Buch waren es außergewöhnlich viele Kontakte, was einen Autor besonders freut.

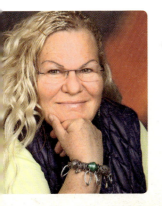

Mein nächstes Buch wird eine Fortsetzung der mit diesem Buch begonnenen Trilogie und befasst sich ausführlich mit der Hilfe bei seelischen Beschwerden.

Ich wünsche Ihnen viel Zeit für all das, was Ihnen am Herzen liegt.

*Ihre*
*Annemarie Herzog*

# KONTAKT

Nähere Informationen oder Bestellungen von Räucherwerk unter:

*Homepage:* www.malusa.at
*Email:* annemarie.herzog@chello.at *oder* achanta@malusa.at

## Mein Angebot
- Reinigung von Wohnräumen
- Herstellung von Räucherwerk in meiner Manufaktur
    - für die Hausreinigung
    - für Themenräucherungen
    - für körperliche Beschwerden (ab Januar 2015)
    - auf Wunsch auch Zusammenstellung eines persönlichen Räucherwerkes (ab Januar 2015)
- Sie können mich buchen
    - für Vorträge, Workshops und Seminare zu meinen Räucherthemen
    - für Seminare zum Thema Mentaltraining
- Ich biete auch Gutscheine an, falls Sie jemandem ein besonderes Geschenk machen wollen.

## Literaturempfehlungen

Bader, Marlis: Räuchern mit heimischen Kräutern.
München, Kösel 2003

Beerlandt, Christiane: Der Schlüssel zur Selbstbefreiung.
Lierde, Beerlandt Publications 2007

Fischer-Rizzi, Susanne: Botschaft an den Himmel.
München, Irisiana 1996

Gienger, Zora: Räuchern, Räucherstoffe und Rituale.
Bielefeld, Lüchow 2009

Hay, Louise L.: Das Geschenk für Körper und Seele.
Hamburg, Hörbuch Hamburg 2008

## Ebenfalls im Schirner Verlag erschienen

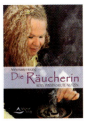

Annemarie Herzog
**Die Räucherin**
*Altes Wissen heute nutzen*

152 Seiten
ISBN: 978-3-8434-1050-2

Das Räuchern zur energetischen Reinigung ist eine effektive Methode, die Sie körperlich, seelisch und geistig berührt. Auf diese Weise beeinflusst es Ihre Gesundheit und Ihr Wohlbefinden ganzheitlich positiv. Annemarie Herzog entmystifiziert in ihrem Anwenderbuch den Vorgang des Räucherns und erklärt Ihnen in einfachen Schritten anschaulich, wie Sie durch die richtige Technik und eine bestimmte Zusammenstellung des Räucherwerks sich und Ihr Lebensumfeld mit neuer, reiner Energie versorgen können.

# Bildnachweis

### *www.shutterstock.com*

*Gestaltungselemente:* #105420536 © secondcorner, #174022514 © Helga Wigandt
*Innenteil:* S. 9 #129528026 © lola1960, S. 13 #98849135 © mythja, S. 32 #71791936 © Smit, S. 38 #85027165 © Irina Afonskaya, S. 43 #146312891 © Maridav, S. 49 #170319104 © Peter Radacsi, S. 68 #175528511 © CreativeNature.nl, S. 76 #172815026 © Martin Fowler, S. 84 #108534797 © Martin Fowler, S. 92 #41348338 © prizzz, S. 100 #213418729 © zi3000, S. 104 #135682127 © Irina Borsuchenko, S. 104 #161568290 © Bildagentur Zoonar GmbH, S. 104 #175528511 © CreativeNature.nl, S. 105 #97767596 © Josef Hanus, S. 105 #34383763 © Sergey Toronto, S. 105 #134243828 © Sementer, S. 105 #160196309 © Robert Biedermann, S. 106 #149986286 © Ruud Morijn Photographer, S. 108 #185764178 © noppharat, S. 106 #189172748 © Bildagentur Zoonar GmbH, S. 106 #19266154 © Patrycja Zadros, S. 106 #125958374 © Imladris, S. 107 #173320769 © Tatiana Volgutova, S. 107 #161830094 © TAG-STOCK1, S. 107 #189438962 © Ruud Morijn Photographer, S. 107 #107543612 © ArTDi101, S. 108 #208399090 © MIMOHE, S. 108 #101255743 © zprecech, S. 108 #209294614 © SASIMOTO, S. 108 #112037972 © BMJ, S. 109 #191524394 © Bildagentur Zoonar GmbH, S. 109 #205237465 © Zyankarlo, S. 109 #170319104 © Peter Radacsi, S. 109 #217655239 © Hector Ruiz Villar, S. 109 #172815026 © Martin Fowler, S. 110 #71466112 © vilax, S. 110 #167774630 © joloei, S. 110 #12629623 © Mariusz S. Jurgielewicz, S. 110 #171047909 © Martin Fowler, S. 110 #123904546 © Fabio Sacchi, S. 111 #155265245 © Ketta, S. 111 #57727243 © maigi, S. 111 #175432211 © Tomas Hladik, S. 111 #191523314 © Bildagentur Zoonar GmbH, S. 111 #153279947 © kuvona, S. 112 #177391838 © Gl0ck, S. 112 #39312070 © stormur, S. 112 #82023991 © Igor Grochev, S. 112 #79885522 © Gala_Kan, S. 112 #51892711 © Matthijs Wetterauw, S. 113 #145767365 © mikute, S. 113 #191521919 © Bildagentur Zoonar GmbH, S. 113 #199352042 © Dudakova Elena, S. 113 #241644 © Samuel Acosta, S. 114 #76990651 © MarkMirror, S. 114 #55051849 © Tamara Kulikova, S. 114 #207630997 © Mariusz S. Jurgielewicz, S. 115 #52170232 © dabjola, S. 115 #55563958 © Gabi Siebenhuehner, S. 115 #203590756 © KPG Payless2, S. 115 #106487600 © Melica, S. 116 #1532726 © canismaior, S. 116 #144008506 © Brzostowska, S. 116 #184527818 © Malivan_Iuliia, S. 116 #165847670 © dabjola, S. 117 #189763085 © Bildagentur Zoonar GmbH, S. 117 #105114098 © Studio Barcelona, S. 117 #212091844 © Chiangmaisabaaidee, S. 117 #143655343 © Madlen, S. 118 #52327630 © Sven Hastedt, S. 118 #191576624 © Lopatin Anton, S. 118 #132213896 © Scisetti Alfio, S. 118 #186029921 © ileana_bt, S. 119 #192213581 © oksix, S. 119 #41348338 © prizzz, S. 119 #185364986 © francesco de marco, S. 119 #197421791 © PHOTO FUN, S. 120 #109818629 © F_studio, S. 120 #71008984 © marilyn barbone, S. 120 #108534797 © Martin Fowler, S. 120 #164551901 © jopelka, S. 121 #191369336 © unpict, S. 121 #205637914 © Lostry7, S. 121 #83651758 © spline_x, S. 121 #111536477 © dabjola, S. 121 #171952757 © Israel Hervas Bengochea, S. 122 #85027165 © Irina Afonskaya, S. 122 #89577073 © Birute Vijeikiene, S. 122 #165692681 © Martin Fowler, S. 122 #73423462 © EMJAY SMITH, S. 122 #58927948 © s74, S. 123 #32398591 © Drozdowski, S. 123 #33310267 © Chamille White, S. 123 #212364238 © Grigorii Pisotsckii, S. 124 #152082341 © Whiteaster, S. 124 #196650869 © 123451, S. 124 #70079788 © Mark Herreid, S. 124 #80735452 © Loskutnikov, S. 125 #115482226 © leungchopan, S. 125 #197495408 © Calin Tatu, S. 125 #142917220 © Brzostowska, S. 126 #210462100 © Sue Robinson, S. 126 #173262230 © images72, S. 126 #57411460 © Martin Fowler, S. 126 #207984952 © DUSAN ZIDAR, S. 127 #187165556 © Alberto Perer, S. 127 #105450602 © Frank Fischbach, S. 127 #190032104 © petratrollgrafik, S. 127 #206285410 © g215, S. 128 #209733409 © kzww, S. 128 #158500163 © Bildagentur Zoonar GmbH, S. 128 #59892169 © Stephane Bidouze, S. 128 #159186851 © fedsax, S. 129 #135649046 © Kwanjitr, S. 129 #189171914 © Bildagentur Zoonar GmbH, S. 129 #155182409 © Amawasri Pakdara, S. 129 #50096029 © Vladimir Melnik, S. 130 #172318178 © Scisetti Alfio, S. 130 #150736676 © Martina Roth, S. 132 #123904546 © Fabio Sacchi

***Bilder von Schirner Verlag:*** Seiten 40, 41
***Fotos von Elke Schwarzinger:*** Seiten 5, 45, 46, 47
***Fotos von Eva Heindl:*** Seiten 7, 16, 18, 22, 50
***Fotos von Gabriela Bayer:*** Seiten 24, 34, 61
***Fotos von Fotostudio Furgler:*** Seite 133
***Fotos von Rolf Bickelhaupt:*** Seiten 8, 15, 20, 35, 36, 42, 60
***Fotos von Annemarie Herzog:*** Seiten 2, 4, 6, 17, 26, 27, 29, 30, 31, 37, 39, 44, 48, 52, 53, 54, 57, 58, 103, 130, 131